わかってきたかも「医療統計」…だけど論文読めません!!

五十嵐 中＋佐條麻里●著

東京図書

Ⓡ〈日本複製権センター委託出版物〉
本書を無断で複写複製（コピー）することは、著作権法上の例外を除き、禁じられています。
本書をコピーされる場合は、事前に日本複製権センター（電話：03-3401-2382）の許諾を受けてください。

はじめに

みなさんこんにちは。先生役の、五十嵐 中（いがらし あたる）です。

編集会議ではじめは驚かれたタイトル「わかりません」シリーズですが、2010年の『「医療統計」わかりません!!』・2012年『わかってきたかも!?「医療統計」』・2014年『「薬剤経済」わかりません!!』に引き続き、4冊目を世に出すことができました。改めて、皆様に感謝申し上げます。

1冊目の『わかりません!!』では統計の基礎的手法を、2冊目の『わかってきたかも!?』では少し応用的な手法を紹介してきました。統計分析を自分でするときの手助けにしていただくことを念頭に、執筆を進めてきました。

自分で分析ができることは、もちろん大事なことです。しかし、このシリーズを読んで頂いている皆様にとって、あるいは私自身にとっても、「自分で分析する」機会よりも「誰かが分析した結果を読む」機会の方が、はるかに多いでしょう。自分で論文を書くのは、どんなに努力しても年間一桁〜二桁程度。その一方で、査読付きの雑誌に絞っても、年間数万件の論文が世に出されているのです。

一つの論文を深く読むのは、もちろん大事なことです。とはいえ、絶え間なく世に出てくる論文すべてを深く読むことは事実上不可能です。「新しい降圧薬は、今までの降圧薬よりも脳卒中を減らすかどうか？」のような単純なテーマで、質の高い臨床試験に絞ってデータベース検索をしても、1,000件単位で論文が出てくることは珍しくありません。数多くの論文から本当に役に立つ論文を選び出すのは、コンピュータでなく読み手である皆さん自身の役割です。その際に役に立つ技術、むしろ不可欠な技術が、本書のテーマである論文の「ナナメ読み」をする技術です。

ナナメ読み…と書くと、「手抜きをしている」と思われるかもしれません。しかし、データベース検索で出てきた論文のうち、自分の疑問と本当に関係のある論文、疑問を解くのに役に立つ論文は、ごくわずかです。関係のない論文や役に立たない論文を深く読む時間を節約できれば、より多くの臨床上の疑問を解決できるはずです。（あるいは、論文を読む以外の作業をする時間を増やすことができますね）

この本では、ランダム化比較試験・メタアナリシス・コホート研究・生存時間分析の4つのテーマに絞りこんで、短時間で論文の本質を読み取る手法の使い方を解説します。『わかりません!!』『わかってきたかも!?』でお話しした手法を、現場で実際に活用する手段として、役に立てて頂ければと思います。

前著にひきつづき、本作りの機会を与えて頂いた奥村康先生（順天堂大学教授）、統計学に興味

をもつきっかけを頂いた松原望先生（東京大学名誉教授）、「聞き手に伝わる授業をする」ことの重要性を教えて頂いた小島寛之先生（帝京大学教授）に、深く感謝いたします。そして、実際の本作りの際にずっと協力いただいた佐條麻里さん（マウントサイナイ医科大学博士研究員）、遅筆の私を辛抱強く待って頂いた東京図書の清水剛さんにも深く感謝申し上げます。ありがとうございました。

2016年6月　五十嵐 中

みなさん、こんにちは。生徒役の佐條麻里です。

あたる先生との名コンビ（？）もシリーズ4冊目となりました。

『「医療統計」わかりません!!』『わかってきたかも!?「医療統計」』では、統計分析を自分で行うために理解すべきことについて、あたる先生に教えていただきました。おかげさまで、私も論文を執筆する際には、その知識を存分に生かして、適切な統計手法を選択することが出来ました。

ただ、読者の皆さんは、自分で実験をしてそのデータを解析したり、自分で論文を書いたりすることは少ないのではないかと思います。それよりも、誰かが書いた論文を読んで、その内容を吟味する、ということの方が多いでしょう。その中で、たくさんの論文の中から、自分が求める内容を選び出して、他の論文と結果を比較する、という場面が出てくると思います。その時に大切なのは、「効率よく」多くの論文をスキャンしていくことだと思います。本書では、そんな時に役立つ方法について、実際の論文を読みながら、解説しています。

本書では、主に臨床系の論文を例に出して練習していますが、この方法は実験系の論文をナナメ読みする際にも役立ちます。どんな内容の論文であっても、PECOという手法を使えば、効率的に要点をつかみ、自分の研究や仕事に役立てることが出来るでしょう。ぜひ、実際に論文を読む際に実践していただければと思います。

最後になりましたが、本書の制作を通して論文の実践的な読み方の知識を授けてくれた五十嵐中先生、ずっとサポートし続けてくださった東京図書の清水剛さんに深く感謝します。
　ありがとうございました。

2016年6月　佐條麻里

Contents

はじめに　iii

第1章　PECO/PICO って何のこと?　1

1.0　はじめに …………………………………………………………1
1.1　何が大事?　ペコとピコ ………………………………………2
1.2　ちょっとややこしい、PECO の "O" ……………………………5
1.3　1 論文、1PECO? ………………………………………………9
1.4　おわりに ………………………………………………………11

第2章　PECO/PICO、どこから読み取るの?　13
タイトルと抄録からの PECO/PICO の抽出

2.0　はじめに ……………………………………………………… 13
2.1　PECO、どこから拾い出す? ………………………………… 13
2.2　抄録を読んでみよう (Methods) …………………………… 18
2.3　結果はどうなった?　Results 部分を読んでみよう…… 24
2.4　おわりに ……………………………………………………… 28

第3章　RCT (ランダム化比較試験) の読み方　その 1　30

3.0　はじめに ……………………………………………………… 30
3.1　タイトル、抄録、あとは何? ………………………………… 31
3.2　RCT の論文を読んでみよう! ……………………………… 31
3.3　抄録を読んでみよう!――背景と方法 …………………… 35
3.4　抄録を読んでみよう!――結果と結論 …………………… 39
3.5　おわりに ……………………………………………………… 44

第4章 RCT（ランダム化比較試験）の読み方 その2　45

- 4.0 はじめに ……………………………………… 45
- 4.1 フローチャートは役に立つ！ ……………… 46
- 4.2 表には何が書いてある？ …………………… 50
- 4.3 おわりに ……………………………………… 56

第5章 メタアナリシスの読み方 その1　57

- 5.0 はじめに ……………………………………… 57
- 5.1 システマティックレビュー？　メタアナリシス？ …… 58
- 5.2 メタアナリシスを読んでみる！ …………… 59
- 5.3 メタアナリシス、一歩ずつ ………………… 68
- 5.4 おわりに ……………………………………… 71

第6章 メタアナリシスの読み方 その2　72

- 6.0 はじめに ……………………………………… 72
- 6.1 集める研究は広い方がいい？　狭い方がいい？ ……… 73
- 6.2 取捨選択の流れはどこに？ ………………… 78
- 6.3 木を見て森も見る──メタアナリシスの forest plot … 81
- 6.4 おわりに ……………………………………… 87

第7章 コホート研究の読み方 その1　89

- 7.0　はじめに ……………………………………………… 89
- 7.1　観察研究、注意すべきポイントは？ ……………… 91
- 7.2　アウトカムはなんだろう？ ………………………… 96
- 7.3　避難と地震、双方の影響は？ ……………………… 98
- 7.4　回帰の結果はどうなった？ …………………………102
- 7.5　おわりに ………………………………………………104

第8章 コホート研究の読み方 その2　106

- 8.0　はじめに ………………………………………………106
- 8.1　観察研究だから、難しいことって？ ………………107
- 8.2　2つの要素の影響は？ ………………………………112
- 8.3　回帰の表の読み方は？ ………………………………116
- 8.4　おわりに ………………………………………………121

第9章 生存時間分析の読み方 その1　122

- 9.0　はじめに ………………………………………………122
- 9.1　線引きのための、RCT？ ……………………………123
- 9.2　リスク比やオッズ比と、よく似てるけど？ ………130
- 9.3　おわりに ………………………………………………138

第10章 生存時間分析の読み方 その2　139

　10.0　はじめに …………………………………………139
　10.1　生存時間分析も、フローチャートから！ …………141
　10.2　そもそも、ハザードって？ ……………………146
　10.3　ハザード比、何に支配される？ ………………152
　10.4　おわりに …………………………………………154

第11章 臨床試験登録と利益相反　156

　11.0　はじめに …………………………………………156
　11.1　この番号、なんだろう？ ………………………157
　11.2　お金の出し手は誰だろう？ ……………………169
　11.3　おわりに …………………………………………173

第12章 論文のチェックリスト　174

　12.0　はじめに ………………………………………… 174
　12.1　読み手と書き手のチェックリスト ……………… 175
　12.2　CONSORT 声明──RCT のチェックリスト── …… 178
　12.3　その他のチェックリスト？ …………………… 184
　12.4　おわりに ………………………………………… 187

索引　188

第1章 PECO/PICOって何のこと？

1.0 はじめに

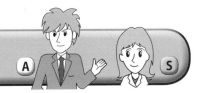

- S　おはようございます！
- A　さじょーさん、お久しぶりです！
- S　お久しぶりです！　また、よろしくお願いします！
- A　基礎編の『「医療統計」わかりません!!』、応用編の『わかってきたかも!?「医療統計」』、さらにちょっと寄り道した『「薬剤経済」わかりません!!』ときて、今回が4回目ですね。
- S　今度は、何のお話でしょうか？
- A　『わかりません!!』『わかってきたかも!?』は、どちらかといえば「自分で統計処理をしてみたい！」という立場から話を進めてきました。
- S　確かに、手を動かす計算が多かったです。ちょっと面倒な計算もあったけど…
- A　今度の本では、データをつくる側でなく、「できたデータを読む側」から扱ってみようと思います。
- S　読む側？
- A　前作を読んで頂いて、実際に自分で統計処理にトライした方もいるかと思います。
- S　はい！　私もちょっとがんばりましたよ。
- A　そうですね。自分でデータを取り扱えるのは素晴らしいことなんですが、ほとんどの人にとっては、データを作る場よりも、データを読む、すなわち他の人が書いた文献を読む機会の方が多いですよね。

S たしかに。私ももともとは、論文に何が書いてあるのかよくわからない…ところが『わかりません!!』の発端でした。

A 自分でできる研究の数には限りがありますが、他の人の文献はすさまじい速さで増えていきます。医学論文のデータベースとして一番有名なのは Pubmed ですが、ランダム化比較試験（RCT）に絞っても、47 万件がヒットします（2018 年 10 月現在）。

S そんなに！

A はい。ごく一部の統計を専門にする方を除けば、統計は「やる」存在よりもむしろ「読む」存在が主だと思います。ですから今回は、統計手法の復習をしつつ、論文を読む練習をしてみようと思います。

S 論文読むの、確かに大事だって分かってるんですけど、時間かかって大変です…英語だし。

A 雑誌の数もどんどん増えてますから、新しく出た論文を追いかけるだけでも大変な作業ですね。ですから今回は、論文を「きちんとナナメ読み」する方法を学んでみましょう。

S きちんとなのに、ナナメ読み？

A もちろん全ての論文をじっくり読めれば言うことなしなのですが、実際には時間も限られていますし、それこそ詳しく読んでいる間にも新しい論文がどんどん出てきてしまいます。なので、論文の要点をできるだけ早くつかんで、しっかり読む価値のある論文とそうでない論文の取捨選択をする。それが目標です。

S なるほど、しっかり読むための、ナナメ読みですね！

A そうですね。どんな論文を「しっかり読む」必要があるかは、もちろん人によって変わってきます。ここでは、臨床研究の論文に絞って話を進めていきます。

S わかりました！

1.1 何が大事？ ペコとピコ

A さて、実際に論文を紹介する前に、ナナメ読みのために大事なキーワードを紹介しておきましょう。

S　キーワード？

A　最低限これさえ覚えておけば…のキーワードです。それは、PECO/PICO です。

S　ペコ・ピコ？ 前の「わかってきたかも」で、ちょっと聞いたことあるかも。でも、何のことでしたっけ？

A　お、ちょっとだけ覚えてましたね。「わかってきたかも」の論文の読み方の章でも少しだけ紹介しましたが、ここでもう一度復習してみましょう。

S　ペコの PECO, ピコの PICO、何かの頭文字でしたよね？

A　はい。まず P は、Patient の P です。

PECO/PICO の "P" は？

Patient（患者）の P
「誰に対して？」

S　Patient なら、患者ですね？

A　どんな患者が、研究対象となっているかを指します。

S　どんな患者ってのは？

A　例えば高血圧の患者、糖尿病の患者、肺がんの患者…などの病名での分類ができますね。さらには、同じ高血圧の人でも重症の人のみとか、高齢者のみとか、どんな集団を対象とするかで、さらに細かく分かれますね。

S　なるほど。じゃあ、健康な人を対象とする試験は、どうなりますか？

A　いい質問ですね。ちょっとずるい方法ですが、健康な人の場合は P を Patient でなくて "Participant（試験参加者）" と読み替えてしまって、そのまま使います。

S　なるほど、Participant なら病気でなくてもいいわけですね！

A　そうですね。Patient もしくは Participant の情報は、ほとんどの場合はタイトルに書いてありますし、そうでなくても抄録（abstract）から取ることができます。「誰に対して？」の部分ですね。

S わかりました。P の次、E と I は？

A こちらは、「何をすると？」の部分です。E ならば Exposure（曝露）、I ならば Intervention（介入）ですね。

PECO/PICO の "E" "I" は？
Exposure（曝露）の E, Intervention（介入）の I 「何をすると？」

S 曝露と介入は、どう違うんでしょうか？

A 一般的には、「たばこを吸うと肺がんが増える」とか、「お酒を飲むと胃がんが増える」のような疫学分野では、曝露のほうを多く使います。一方、「薬を飲むと心筋梗塞が減る」のような前向きの臨床研究の分野では、介入を使うことが多いですね。ただ、より広い定義では、介入も曝露の中に含まれてしまいます。

S 何となく曝露は「さらされる」受け身、介入はこちらから積極的にってイメージがありますけど、介入も曝露の一種なんですね？

曝露（Exposure）と介入（Intervention）の違いは？	
曝露 Exposure	疫学研究でよく使われる （生活習慣など）
介入 Intervention	前向き研究でよく使われる （治療薬など）
より広い定義では、介入も曝露に含まれる	

A はい。ここでは、「何をするか・何をされるか」どちらも、曝露にしてしまいましょう。

S 論文で評価したい薬とか、生活習慣とか、それが曝露なんですね。

A P が Patient, E が Exposure まで来ました。次は C です。C は Comparator ですね。

S Comparator なら、対照？

(A) その通り、比較対照です。E は「何をすると」でしたが、こちらは「何と比べて」の部分です。

> **PECO/PICO の "C" は？**
>
> Comparator（対照）の C
> 「何と比べて？」

(S) RCT とかの比較対照と、同じに考えれば良いんでしょうか？

(A) そうですね。質の高い RCT の論文ならば、「プラセボ対照（placebo-controlled）」などとタイトルに書いてありますので、すぐに分かります。書いていない場合は、無治療が比較対照なのか、既存の他の薬が比較対照なのかを、「方法（methods）」の項などから読み解く必要がありますね。

(S) なるほど。「たばこを吸うと肺がんが増える」みたいな、疫学研究の場合は？

(A) 疫学研究の場合は、比較対照が少しわかりづらいこともあります。ただ生活習慣などを見ているときは、「××をすると○○病が増える」と書いてあれば、暗に「××をすると、（××をしない場合と比べて）○○病が増える」と主張していることが多いので、「たばこを吸う」が曝露ならば「たばこを吸わない」が対照、「お酒を飲む」が曝露ならば「お酒を飲まない」が対照になりますね。

(S) 曝露をされない人が、そのまま比較対照になるんですね。わかりました！

1.2　ちょっとややこしい、PECO の "O"

(S) PECO、P・E・C まで来ました。あとは O ですね？

(A) O は、「どうなった」。すなわち、Outcome（アウトカム）の O です。

PECO/PICO の "O" は？
Outcome（結果/アウトカム）の O 「どうなった！」

S 『わかりません!!』でも、『わかってきたかも!?』でも、何度も出てきた「効き目のものさし」ですよね？

A さすがに、アウトカムは覚えててくれましたね！ アウトカムの定義に従えば、「血圧」「生存年数」「心筋梗塞の発症」「QALY」などがアウトカムです。ただし PECO による定式化のときは、「生存年数が○年伸びた」とか、「心筋梗塞の発症が●％減った」のように、アウトカムそのものに加えて変化量も含めて「アウトカム」と定義した方が、わかりやすいですね。

S ものさしの種類だけじゃなくて、動いた量も含めてってことですね！ これで、P・E・C・O が全部揃いました。

PECO/PICO のまとめ	
P（Patient）	誰に対して？
E（Exposure） I（Intervention）	何をすると？
C（Comparator）	何と比較して？
O（Outcome）	どうなった！

A P が Patient、「誰に対して」。E が Exposure、「何をすると」。C が Comparator、「何と比べて」。O が outcome,「どうなった」ですね。
　例えば「わかりません」のリスク比の説明で出したこんな例だと、PECO にまとめるとどうなりますか？

アスピリンの心血管疾患予防効果を調べる RCT				
	心血管疾患あり	心血管疾患なし	合計	「リスク」
アスピリン	40	460	500	40/500 (8%)
プラセボ	60	440	500	60/500 (12%)

S　まずPですね。Pはとくに記述がないけど、健常人ですかね？

A　ここでは、健常人としましょう。

S　じゃあ、「健常人に対して」ですね。次にEが、アスピリンかな？　アスピリンとプラセボを比較してるから、Cがプラセボ？

A　いい調子ですよ。そのまま、P-E-Cをつなげると？

S　「健常人にアスピリンを投与すると、プラセボを投与した人と比べて…」ですよね。

A　よくできました！　最後に、アウトカム（O）です。

S　アウトカムは、心血管疾患の発症ですよね。あれ、変化量の表し方は、相対リスク？　絶対リスク？

A　リスクの表記法の話も、ちゃんと覚えてて素晴らしいですね。

S　わーい！　相対リスクの変化より絶対リスクの変化で示した方が、もともとのリスクの数値が分かるから、おすすめってことでしたよね？

A　はい。この例で言えば、「心血管疾患の発症リスクが33%減る」よりも、「心血管疾患の発症リスクが、12%から8%に、4%減る」の方がより分かりやすい表現ですね。

■RRR と ARR
RRR（相対リスク減少）は Relative Risk Reduction、ARR（絶対リスク減少）は Absolute Risk Reduction の略です。

相対リスク減少と絶対リスク減少	
相対リスク減少（RRR）	1 －（介入群のリスク÷対照群のリスク） 100％ －（8％ ÷ 12％）＝ 33％
絶対リスク減少（ARR）	介入群のリスク－対照群のリスク 12％ － 8％ ＝ 4％

■絶対リスク減少が望ましい理由は？
相対リスク減少 RRR は、元々のリスクの値が割り算されて消えてしまうため、「12％ が 8％」でも「0.012％ が 0.008％」でも同じ「33％ 減少」になってしまいます。一方絶対リスク減少 ARR ならば、前者は 4％ 減少・後者は 0.004％ 減少と、臨床的な価値の差を数字で表すことができます。「できれば絶対リスクで…」は、これが理由です。

S 最初の 33％ が相対リスク減少での表現、次の 4％ が絶対リスク減少の表現ですね。

A そうですね。PECO の定式化のときも、特にルールはありませんが、できれば絶対リスク減少で示した方がよいですね。

S わかりました！ 全部まとめると、
「健常人に対して（P）アスピリンを投与すると（E）投与しない人と比べて（C）心血管疾患の発症リスクが 12％ から 8％ に、4％ 減る（O）」ですね。確かに PECO にすると、論文の要点がうまくまとまった気がします。

アスピリンの研究における PECO/PICO	
P（Patient）	健常者に対して
E（Exposure） I（Intervention）	アスピリンを投与すると
C（Comparator）	プラセボと比較して
O（Outcome）	心血管疾患のリスクが 12％ から 8％ に、4％ 減少する

A よくできました！ PECO の利点は、今気付いてもらったとおり、論文の内容を「とても短く」要約できることにあります。逆に、PECO それぞれの要素を拾い出せるように論文を読んでいけば、要点を素早くつかむことができますよ。

S PECO を探しつつ、読んでいけばいいってことですよね！ これなら、そんなに難しくなさそうです。

1.3　1 論文、1PECO？

(S)　PECO 形式だと論文をうまくまとめられることが分かりました。1 つの論文には、PECO は 1 つってことでしょうか？

(A)　いい質問ですね！　基本的には 1 論文 1PECO…と言いたいところですが、興味の対象によっては、1 つの論文からいくつもの PECO が抽出できることもあります。

(S)　どんなときでしょう？

(A)　いろんなパターンがありますよ。P → E → C → O の順番に行きましょうか。まず P について、同じ病気でも重症の人と軽症の人に分けて評価をしている場合が考えられます。

(S)　重症の人も軽症の人も、どちらも "Patient" だから、Patient が 2 通りになるんですね？

(A)　そうですね。あるいは、既往歴のある人とない人に分けている場合などもあり得ます。読み手の興味が、「そもそも高血圧の人は…」のような大きな概念であれば、症状別の PECO を立てる必要はありません。

(S)　なるほど、もし「重症の高血圧の人は？」とか、「高齢者で高血圧の人は？」みたいにターゲットが絞られていたら、それぞれ PECO を立てる方が分かりやすいってことですね！

Patient が複数になるとき…
患者集団が複数ある場合 （重症度ごとのサブグループ解析など）

(A)　その通りです。同じように E（曝露）や C（対照）も、3 種以上の介入を比較している場合は、さまざまな PECO が考えられます。

(S)　3 種以上の介入？

(A)　新薬と既存薬とプラセボの比較のような場合ですね。まとめて「新薬 vs 既存薬・プラセボ」の比較をすることもありますが、通常は「新薬 vs 既存薬」「新薬 vs プラセボ」を別々に評価します。

(S)　そうすると、比較対照が変わりますね。

(A) はい。あるいは、「カルシウム拮抗薬とARBと利尿薬の比較」のように、二種類の新薬（カルシウム拮抗薬とARB）と既存薬とを比べることもあります。この場合は、新薬二種をまとめてしまうと結果の解釈が難しくなるので、バラバラに比較する方が自然ですね。

(S) 「カルシウム拮抗薬」と「ARB」が、それぞれE（曝露）になるんですね。

(A) コホート研究の論文などですと、「飲酒の影響」「喫煙の影響」「運動の影響」などなど、さまざまな因子の影響を同時に評価することも多くあります。

(S) あ、そのときも、飲酒・喫煙・運動、E（曝露）が3つできるんですね！

Exposure/Intervention が複数になるとき…
介入が複数ある場合 （複数の新薬の比較など）
曝露要因が複数ある場合 （コホート研究で、さまざまな生活習慣の影響を同時に見る場合など）

(A) だいたい、分かりましたか？ 最後に、O（アウトカム）が複数ある場合です。
　一つの臨床試験で複数のアウトカムを評価することは少なくないので、読み手の興味に応じて、この場合もPECOが複数立つことになりますよ。

Outcome が複数になるとき…
複数のアウトカム指標を同時に評価している場合

(S) たくさんアウトカムがあったら、全部PECOを立てる必要がありますか？

(A) 測定されている全てのアウトカムについて立てる必要はありません。そもそも、論文の「ナナメ読み」をするための定式化ですからね。

(S) 自分が大事だと思うアウトカムだけに絞ればよいってことでしょうかね？

(A) そうですね。多くの場合は、臨床検査値のような代理のアウトカムよりも、生存期間や心筋梗塞発症のような真のアウトカムの方に興味があると思います。そのときは、真のアウトカムに絞って、PECOの定式化をしましょう。

(S) わかりました！

	たくさんアウトカムがあるときは…
×	すべてのアウトカムについてPECO/PICOをまとめる
○	大事なアウトカムを選んで、そこのみPECOを抽出

基本は、「真のアウトカム」に着目すべし！

■ PECOの"O"は真のアウトカムに設定したほうがより情報の価値が増しますが、真のアウトカムに絞っても複数のアウトカムが残る場合もあります。「全死亡」「心血管疾患での死亡」「重症の心血管疾患の発症」などが同時に測定された臨床試験などが考えられます。この場合は、自分にとって重要なアウトカムを拾い出して、PECOを抽出することになります。

1.4 おわりに

(A) はじめのこの章では、論文をナナメ読みする、サッと読む武器として、PECOによる定式化の話をしました。

(S) Pが患者、Eが曝露、Cが対照、Oがアウトカム。誰に対して何をすると、何と比べてどうなった。確かに、うまく短くまとまりました！

(A) 次の章からは、一つずつ論文を読んでみましょう。論文の概要をとらえること、そこで使われている統計手法を理解できることが目標です。

(S) はい、お願いします！

第1章のまとめ

論文の大意をつかむ「ナナメ読み」には、PECO/PICO でまとめるのが便利
論文の "PECO/PICO" って？

PECO/PICO のまとめ	
P (Patient)	誰に対して？
E (Exposure) / I (Intervention)	何をすると？
C (Comparator)	何と比較して？
O (Outcome)	どうなった！

1 論文 1PECO/PICO とは限らないので、要注意
大事なものを選んで、そこから PECO を抽出する

PECO/PICO が複数になるときは？	
P が複数	患者集団が複数ある
E/I が複数	3つの介入・曝露を比較
O が複数	複数のアウトカム指標で評価

全部の PECO を網羅する必要はない。
大事なものだけ、PECO で抽出！

第2章 PECO/PICO、どこから読み取るの?

タイトルと抄録からの PECO/PICO の抽出

2.0 はじめに

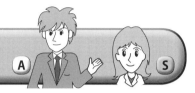

Ⓢ おはようございます！

Ⓐ おはようございます。前回は、PECO あるいは PICO の形式で、論文の内容を定式化する方法を紹介しました。

Ⓢ P が患者、E が曝露・I なら介入、C が比較対照、O がアウトカム。「誰に対して何をすると、何と比べてどうなるか」ですよね？

Ⓐ そうですね。今回から論文を PECO スタイルで読んでいく練習をしますが、まずは「PECO の抽出」だけを考えてみましょう。

Ⓢ 抽出だけ考える？

Ⓐ 細かな統計手法の話は抜きにして、実際の論文から PECO を拾い出すことに集中してみましょうってことですよ。

Ⓢ なるほど！ それなら、少し楽かな？

Ⓐ 最初の章では PECO を抽象的にしかお話ししてなかったので、実際の論文からどのように拾ってくるかを、試してみましょう。

Ⓢ はい！

2.1 PECO、どこから拾い出す?

Ⓢ 長い論文から PECO を拾い出すのって、かなり難しいんでしょうか？

Ⓐ もちろん論文にもよりますが、結論から言いますと、それほど難しくありません。今回は、こちらの論文の、タイトルと抄録（アブストラクト、Abstract）だけ読んでみましょう。

ADVANCE Collaborative Group, Patel A, MacMahon S, et al.

Intensive Blood Glucose Control and Vascular Outcomes in Patients with Type 2 Diabetes

N Engl J Med 2008; 358 (24): 2560-72.

ABSTRACT

BACKGROUND

In patients with type 2 diabetes, the effects of intensive glucose control on vascular outcomes remain uncertain.

METHODS

(A) We randomly assigned 11,140 patients with type 2 diabetes to undergo either standard glucose control or intensive glucose control, (B) defined as the use of gliclazide (modified release) plus other drugs as required to achieve a glycated hemoglobin value of 6.5% or less. (C) Primary end points were composites of major macrovascular events (death from cardiovascular causes, nonfatal myocardial infarction, or nonfatal stroke) and major microvascular events (new or worsening nephropathy or retinopathy), assessed both jointly and separately.

RESULTS

After a median of 5 years of follow-up, (D) the mean glycated hemoglobin level was lower in the intensive-control group (6.5%) than in the standard-control group (7.3%). (E) Intensive control reduced the incidence of combined major macrovascular and microvascular events (18.1%, vs. 20.0% with standard control; hazard ratio, 0.90; 95% confidence interval [CI], 0.82 to 0.98; P = 0.01), (F) as well as that of major microvascular events (9.4% vs. 10.9%; hazard ratio, 0.86; 95% CI, 0.77 to 0.97; P = 0.01), primarily because of a reduction in the incidence of nephropathy (4.1% vs. 5.2%; hazard ratio, 0.79; 95% CI, 0.66 to 0.93; P = 0.006), with no significant effect on retinopathy (P = 0.50). There were (G) no significant effects of the type of glucose control on major macrovascular events (hazard ratio with intensive control, 0.94; 95% CI, 0.84 to 1.06; P = 0.32), death from cardiovascular causes (hazard ratio with intensive control, 0.88; 95% CI, 0.74 to 1.04; P = 0.12), or death from any cause (hazard ratio with intensive control, 0.93; 95% CI, 0.83 to 1.06; P = 0.28). Severe hypoglycemia, although uncommon, was more common in the intensive-control group (2.7%, vs. 1.5% in the standard-control group; hazard ratio, 1.86; 95% CI, 1.42 to 2.40; P<0.001).

CONCLUSIONS

A strategy of intensive glucose control, involving gliclazide (modified release) and other drugs as required, that lowered the glycated hemoglobin value to 6.5% yielded a 10% relative reduction in the combined outcome of major macrovascular and microvascular events, primarily as a consequence of a 21% relative reduction in nephropathy. (ClinicalTrials.gov number, NCT00145925.)

From ADVANCE Collaborative Group, Patel A, MacMahon S, et al. Intensive blood glucose control and vascular outcomes in patients with type 2 diabetes. N Engl J Med. 2008; 358(24): 2560-72. ©Massachusetts Medical Society. Reprinted with permission from Massachusetts Medical Society.

フルテキスト URL：http://www.nejm.org/doi/full/10.1056/NEJMoa0802987

> S　論文全部を読まなくてもいいんですか？

> A　臨床試験の論文であれば、タイトルと抄録だけでも、PECO や PICO が抽出できることは多いです。

PECO/PICO、どこから拾い出す？

本文でなく、まずはタイトルと抄録！

> S　タイトルと抄録だけでいいんですね！　それならありがたいです。

> A　はい。もちろん抄録だけでは分からないことも多いので、後の章ではもう少し詳しく読んでいきます。この章では、「タイトルと抄録から PECO を拾う」を試してみましょう。

> S　わかりました！

> A　では、まずタイトルを読んでみましょう。

論文のタイトルは？

Intensive Blood Glucose Control and Vascular Outcomes in Patients with Type 2 Diabetes

---

> S　Intensive blood glucose control... これは、血糖コントロールかな？　vascular は血管で、血管アウトカムって何だろう？

> A　とりあえず、続けて読んでみましょうか。

> S　はい。patient with type 2 diabetes は、2型糖尿病患者ですね。

> A　そうですね。読んでもらったタイトルを整理すると、「2型糖尿病患者への（強化）血糖コントロールと血管アウトカム（の関係）」となります。さて、ここから PICO につなげられますか？

> S　あ！「誰に対して」の患者 P は、2型糖尿病患者。「何をすると」の介入 I が、強化血糖コントロールってことですか？

■この章で扱っている論文は前向きの介入研究なので、Intervention（介入）を用いて "PICO" としています。

タイトルから読み取れる "P" と "I"	
Patient（患者）	2型糖尿病患者 (Patient with Type 2 diabetes)
Intervention（介入）	強化血糖コントロール (Intensive Blood Glucose Control)

<u>Intensive Blood Glucose Control</u> and Vascular
　　　　　　　介入 I
Outcomes in <u>Patients with Type 2 Diabetes</u>
　　　　　　　　　　患者 P

Ⓐ　よくできました！　血管アウトカムは、中身はまだわからないけど、「どうなった」のアウトカム O に関係ありそうですよね。

Ⓢ　「2型糖尿病患者に、強化血糖コントロールを行うと、〇〇と比較して、血管アウトカムが××になった」…タイトルだけで、だいぶ埋められました！

タイトルから読み取れる "P" と "I" と "O"	
Patient（患者）	2型糖尿病患者 (Patient with Type 2 diabetes)
Intervention（介入）	強化血糖コントロール (Intensive Blood Glucose control)
Outcome（アウトカム）	血管アウトカム (Vascular Outcomes)

Intensive Blood Glucose Control and **Vascular**
　　　　　　　　　　　　　　　　　　　アウトカム O
Outcomes in Patients with Type 2 Diabetes

Ⓐ　なかなかいい調子ですね！　PICO の 4 つのうち、2.5 くらいはタイトルだけで片付いてしまいました。意外に見落としがちなポイントですが、論文のタイトルはかなり情報が凝縮されていることが多いです。ですから、タイトルをゆっくり読み返してみることが、

2.2　抄録を読んでみよう（Methods）

(S) 抄録は、どこを読めばいいんでしょう？

(A) 慣れてくれば、論文自体だけでなく抄録すらも、「ナナメ読み」してPECOを拾い出すことができます。

(S) 抄録のナナメ読み！

(A) 今回は初めてですから、上から読んでいきましょう。

BACKGROUND

In patients with type 2 diabetes, the effects of intensive glucose control on vascular outcomes remain uncertain.

(S) はい！ まずは背景（Background）ですね。…ここは、ほとんどタイトルと同じですか？

(A) そうですね。「2型糖尿病患者への強化血糖コントロールの効果は明らかでない」ですから、特に追加情報はなさそうですね。次は、方法（Methods）です。

METHODS

(A)We randomly assigned 11,140 patients with type 2 diabetes to undergo either standard glucose control or intensive glucose control, (B)defined as the use of gliclazide (modified release) plus other drugs as required to achieve a glycated hemoglobin value of 6.5% or less. (C)Primary end points were composites of major macrovascular events (death from cardiovascular causes, nonfatal myocardial infarction, or nonfatal stroke) and major microvascular events (new or worsening nephropathy or retinopathy), assessed both jointly and separately.

S 11,140例の2型糖尿病患者を、通常の血糖コントロール群（スタンダード）と強化コントロール群（インテンシブ）にランダムに分けたって書いてあります。

Methodsの書き出し

(A) We randomly assigned 11,140 patients with type 2 diabetes to undergo either...

A PECO、どれか拾い出せそうですか？

S 通常コントロール群と強化コントロール群に分けていて、強化コントロール群が介入Iだから、通常コントロール群が対照Cですね！

---

standard glucose control or
対照C
intensive glucose control
介入I

A よくできました！　まだタイトルと最初の数行を読んだだけですが、「2型糖尿病患者（P）に対して強化血糖コントロール（I）をすると、通常コントロール群と比較して（C）血管アウトカム（O）が○○になった」と、PECOの骨組みはできてしまいましたよ。

PICO、完成！

Patient（患者）	2型糖尿病患者 （Patient with Type 2 diabetes）
Intervention（介入）	強化血糖コントロール （Intensive Blood Glucose control）
Comparator（対照）	通常血糖コントロール （standard glucose control）
Outcome（アウトカム）	血管アウトカム （Vascular Outcomes）

第2章　PECO／PICO、どこから読み取るの？

S　確かに、便利な読み方ですね。なんとなく、読めた気になったかも…

A　とはいえまだまだ、血管アウトカムとは何かとか、アウトカムがどう変化したのかとか、強化コントロールとはどんな内容なのかとか、さまざま欠けている情報もあります。続きを読んで、少しずつ埋めていきましょう。

S　はい！　"defined as…" 以降は、何が書いてあるかな？

> Ⓑdefined as the use of gliclazide (modified release) plus other drugs as required to achieve a glycated hemoglobin value of 6.5% or less.

A　ちょうどここが、「強化コントロールってどんな介入？」のところですね。

S　えーと、グリクラチドと他の薬を使って、"glycated hemoglobin value" を 6.5% 以下に維持する？？

A　"glycated…" は、あまり馴染みがない表現ですが、「糖尿病」「ヘモグロビン」「6.5%」あたりから想像つきますか？　超有名な臨床検査値で…

S　あ、ヘモグロビン A1c？

A　正解！　ヘモグロビン A1c（HbA1c）です。
　介入I・強化コントロール群の正体は、「HbA1c6.5% 以下を目標にして、グリクラチドと他の薬剤で治療する」だったんですね。

■ヘモグロビン A1c（HbA1c）
赤血球のヘモグロビン（Hb）とブドウ糖が結合したもので、血糖値が高くなると HbA1c 値も大きくなります。日本糖尿病学会の基準では、糖尿病の合併症を防ぐための目標値は 7.0% 未満とされます。

強化血糖コントロールの中身は？
… the mean glycated hemoglobin level was lower in the intensive-control group (6.5%),
HbA1c（ヘモグロビン A1c）値 6.5% 以下を目標に、グリクラチドと他の薬剤を併用

S　だんだん、情報が増えてきました。次は、プライマリエンドポイ

ント？

> ⓒ<u>Primary end points were composites of major macrovascular events (death from cardiovascular causes, nonfatal myocardial infarction, or nonfatal stroke) and major microvascular events (new or worsening nephropathy or retinopathy), assessed both jointly and separately.</u>

Ⓐ 『わかりません』『わかってきたかも』でもよく出てきた、大事な表現ですね。プライマリエンドポイントは、その論文で最も重要視する効き目のものさしです。プライマリアウトカムも、同じ意味ですよ。対義語は、セカンダリエンドポイント（セカンダリアウトカム）ですね。

プライマリエンドポイントとセカンダリエンドポイント	
プライマリエンドポイント（プライマリアウトカム）	その論文で最も重要視するアウトカム指標
セカンダリエンドポイント（セカンダリアウトカム）	それ以外のアウトカム指標

あるアウトカムがプライマリかセカンダリかは、論文によって変わる

Ⓢ あれ、真のアウトカムとか代理のアウトカムとは、違うんでしたっけ？

Ⓐ 大事な質問ですね。あるアウトカムが「プライマリかセカンダリか」は、その論文の中で重要視されているかどうかで決まります。一方、「真か代理か」は、客観的に見てそのアウトカムの臨床的な価値が大きいかどうかで決まります。

第2章 PECO／PICO、どこから読み取るの？

真のアウトカム？　代理のアウトカム？	
真のアウトカム	臨床的に重要・変化を実感できるアウトカム（心血管イベントの発生や死亡など）
代理のアウトカム	重要度がやや低く、変化を実感しづらいアウトカム（臨床検査値の変化など）

あるアウトカムが真か代理かは、論文に関わらず一定

S うーん、よくわかりません…？？

A 例えば「死亡」と「血圧値」を見たとき、より重要でかつ実感できるのはどちらのものさしでしょう？

S それは、死亡です。

A そうですね。測定しないと分からない血圧値より、死亡の方が当然大事なアウトカムです。ですから、血圧値は代理のアウトカム・死亡は真のアウトカムになります。この分類は、どんな試験でも一緒です。

S そうか、アウトカムが代理か真かは客観的に決まって、動かないんですね。

A そうですね。一方で「プライマリ・セカンダリ」は、論文によって変わります。ある論文で血圧の変動が最も重要視されていれば、その論文でのプライマリアウトカムは血圧となります。

S なるほど、プライマリかセカンダリかは研究ごとに決まって、真か代理かは常に一定なんですね？

A はい。臨床的意義の大きい真のアウトカムをプライマリアウトカムとして評価している論文が、最も「読む価値のある」論文といえます。この論文はどうでしょうね？

S えーと、コンポジットってのは何ですか？

A アウトカムを一つに絞らずにいくつか設定しておいて、どれか一つでも起きたら「イベント発生」と数えるやり方です。例えば大血管イベント（major macrovascular event）、どんなものが含まれているでしょう？

S　冠血管死亡と、致死的でない心筋梗塞と、致死的でない脳卒中かな？

A　そうですね。コンポジットアウトカム（複合アウトカム）は、冠血管死亡が起きても心筋梗塞が起きても、同じ「イベント1件発生」としてカウントするものです。臨床研究では頻繁に出てくるので、覚えておきましょう！

複合アウトカム（コンポジットアウトカム）とは？

複数のアウトカムについて、
どのアウトカムが起きても「1件発生」とカウント

S　わかりました！　大血管イベントが冠血管死亡・致死的でない心筋梗塞・致死的でない脳卒中。小血管イベントが腎症（nephropathy）と網膜症（retinopathy）の発症か悪化ですね。

A　これで、「血管アウトカム」の中身もわかりました。

プライマリエンドポイントの中身

Major MACROvascular events（大血管イベント）	心血管死亡 致死的でない心筋梗塞 致死的でない脳卒中
Major MICROvascular events（小血管イベント）	腎症の悪化 網膜障害の悪化

どのイベントが起きても、
「複合イベント1件発生」とカウント

S　方法（Methods）を読んだら、PECOのほとんどの部分がわかっちゃいました！

A　当然と言えば当然ですが、方法の部分から得られる情報は多いです。残った情報は、血管アウトカムが強化コントロール群と通常コントロール群とでどう変化したか。まさに結果（Results）ですね。

2.3 結果はどうなった？ Results 部分を読んでみよう

RESULTS

After a median of 5 years of follow-up, (D)<u>the mean glycated hemoglobin level was lower in the intensive-control group (6.5%) than in the standard-control group (7.3%).</u> (E)<u>Intensive control reduced the incidence of combined major macrovascular and microvascular events (18.1%, vs. 20.0% with standard control;</u> hazard ratio, 0.90; 95% confidence interval [CI], 0.82 to 0.98; P = 0.01), (F)<u>as well as that of major microvascular events (9.4% vs. 10.9%;</u> hazard ratio, 0.86; 95% CI, 0.77 to 0.97; P = 0.01), primarily because of a reduction in the incidence of nephropathy (4.1% vs. 5.2%; hazard ratio, 0.79; 95% CI, 0.66 to 0.93; P = 0.006), with no significant effect on retinopathy (P = 0.50). There were (G)<u>no significant effects of the type of glucose control on major macrovascular events</u> (hazard ratio with intensive control, 0.94; 95% CI, 0.84 to 1.06; P = 0.32), death from cardiovascular causes (hazard ratio with intensive control, 0.88; 95% CI, 0.74 to 1.04; P = 0.12), or death from any cause (hazard ratio with intensive control, 0.93; 95% CI, 0.83 to 1.06; P = 0.28). Severe hypoglycemia, although uncommon, was more common in the intensive-control group (2.7%, vs. 1.5% in the standard-control group; hazard ratio, 1.86; 95% CI, 1.42 to 2.40; P<0.001).

S なんとなく、結果がどうなったのか楽しみになってきました！
最初は、HbA1c レベルが強化群で 6.5%・通常群で 7.3% で、強化群が低くなったとあります。これは、アウトカムですか？

> (D)<u>the mean glycated hemoglobin level was lower in the intensive-control group (6.5%) than in the standard-control group (7.3%).</u>

A 少しややこしいんですが、ここは「強化コントロール群は、本当にちゃんと血糖コントロールができているか？」に対する答えですね。

Ⓢ どういうことでしょう？

Ⓐ 今回の研究は、「薬を飲んだ人と飲まない人の比較」ではなくて、「強化コントロールをした人としなかった人の比較」ですよね。

Ⓢ 何か、違うんでしょうか？

Ⓐ 薬を飲んだ・飲まないならば、被験者に実薬やプラセボを飲んでもらった段階で、介入は完結します。ですが、血糖コントロールは糖尿病薬を飲んだだけではダメで…

Ⓢ そうか！ 糖尿病薬を飲んで、ちゃんと血糖コントロールができた状態があって、やっとスタートラインに立てるんですね。

	「強化血糖コントロール」達成のためには…
×	血糖降下薬を服用する
○	血糖降下薬を服用して、HbA1cが目標値を保つ

ただ薬を飲んでいるだけでは、「介入」が成り立たない…

Ⓐ その通りです！ わざわざそこまで見なくても…と思うかもしれませんが、例えば食事療法の臨床試験ですと、「低脂肪の食事指導」をしたのに、通常の食事群と脂肪摂取量がほとんど変わらなかった…なんてことも起こってしまうんです。

Ⓢ 介入自体がちゃんと成立してなかったら、効き目を測っても意味がないですね。

Ⓐ はい。ですので、「強化コントロール群」は「しっかりHbA1cが下がってる」ことを示すのは、大事なことなんですよ。ここから、お待ちかねのアウトカムです。

Ⓢ 待ってました！ カッコが多くて読み取りづらいですが、
　　　血糖コントロールを強化すると、大血管イベント＋小血管イベントの発生が20.0%から18.1%に、小血管イベントの発生が10.9%から9.4%に減った

ってことですね？

> (E) Intensive control reduced the incidence of combined major macrovascular and microvascular events (18.1%, vs. 20.0% with standard control;

> (F) as well as that of major microvascular events (9.4% vs. 10.9%;

強化治療 vs 通常治療で…	
大血管＋小血管	20.0% から 18.1% に減少
小血管のみ	10.9% から 9.4% に減少

(A) そうですね。PICO に忠実に表現すれば、「通常コントロールと比較して」ですね。

(S) たくさんアウトカムが評価されてますが、PICO はいくつ作ればいいですか？

(A) 前回の最後にもお話ししましたが、全てのアウトカムで PICO の定式化をする必要はありません。ここでは、大血管イベント＋小血管イベントを合計したもの 1 種類と、それぞれを独自に評価したもの 2 種類、3 つを扱うことにしましょう。

(S) わかりました！

> P：2 型糖尿病患者
> I：HbA1c 値 6.5% 以下が目標の強化血糖コントロール
> C：通常の血糖コントロール
> O：大血管イベント＋小血管イベントの複合リスク
>   20.0% が 18.1% に減少
>   小血管イベントのリスク　10.9% が 9.4% に減少

だから…

	PICO、完成！
Patient	2型糖尿病患者に対して
Intervention	HbA1c6.5%以下を目標に強化血糖コントロールを行うと
Comparator	通常血糖コントロールと比較して
Outcome-1	大血管＋小血管の複合イベントリスクが20.0%から18.1%に有意に減少
Outcome-2	小血管の複合イベントリスクが10.9%から9.4%に有意に減少

…あれ、大血管イベント単独の結果はどこでしょう？

A　少し下の、"There were no..."の所に書いてありますよ。

> (G) <u>no significant effects of the type of glucose control on major macrovascular events</u>

S　あ、"no significant effects ... macrovascular event" とありますね。これは、有意じゃなかったってことですか？

A　そうですね。カッコの中の95%信頼区間はどうなっているでしょう？

S　えーと、ハザード比（hazard ratio）の所ですか？　ハザード比、「わかってきたかも」で少しやったけど、忘れちゃいました…

A　ハザード比の詳しい話は、また後の章でお話ししましょう。とりあえずは、リスク比のような感覚で捉えておけば大丈夫ですよ。

S　だとしたら、ハザード比が0.94だから、0.94倍になる。でも信頼区間が0.84から1.06ってことは、0.84倍でイベントが減るかも知れないし、1.06倍でイベントが増えてしまうかもってことですね？

A　そうですね。大血管イベント単独では、強化コントロールによっ

て減るかどうかは分からないことになります。

S　わかりました！　もう一回 PICO を書き直すと、

> P：2型糖尿病患者
> I：HbA1c 値 6.5% 以下が目標の強化血糖コントロール
> C：通常の血糖コントロール
> O：大血管イベント＋小血管イベントの複合リスク
> 　　20.0% が 18.1% に減少（有意）
> 　　小血管イベントのリスク　10.9%が9.4%に減少（有意）
> 　　大血管イベントのリスク　ハザード比 0.94 だが、有意でない

になりました！

PICO、完成！（少し追加）	
Patient	2型糖尿病患者に対して
Intervention	HbA1c6.5% 以下を目標に強化血糖コントロールを行うと
Comparator	通常血糖コントロールと比較して
Outcome-1	大血管＋小血管の複合イベントリスクが 20.0% から 18.1% に有意に減少
Outcome-2	小血管の複合イベントリスクが 10.9% から 9.4% に有意に減少
Outcome-3	大血管の複合イベントリスク減少効果は有意でない

2.4　おわりに

A　この章では、PICO の定式化の練習として、実際の論文の抄録とタイトルだけから PICO を拾い出してみました。

S　「2型糖尿病患者に対して（P）、HbA1c 値 6.5% 以下が目標の強化血糖コントロールをすると（I）、通常の血糖コントロール（C）

と比較して、大血管イベント＋小血管イベントの複合イベントと、小血管イベントは有意に減る。大血管イベント単独では減少効果はわからない」ですね？

(A)　おみごと！　なんとなく、論文の見通しが利くようになりませんでしたか？

(S)　確かに、ただ抄録を読むより、すんなり頭に入ってきた気がします。

(A)　それが、PICOの強みです。もちろん、「2型糖尿病のどんな患者なの？」とか、「大血管イベントだと有意に効いてないけど、どう解釈するの？」とか、さまざま論点はあります。これらはもう少し深く読んでいく必要がありますが、抄録とタイトルだけで論文の大意をつかめるのは、大きなメリットがありますね。

(S)　他の論文も、見てみたいです！

(A)　今後の章で、いろいろな論文を見ていきましょう。最後にもう一つ、今回の論文の研究デザインは何でしょう？

(S)　終わったと思ったら、もう一つ課題があったんですね。えーと、強化群と通常群どっちに行くかは研究者が決めていて、methodsの最初に "randomly assigned" って書いてあるから、ランダム化比較試験RCTでいいのかな？

(A)　正解！　正しくは本文を読む必要がありますが、この研究はRCTです。PICOの要素には入っていませんが、どんな研究デザインか？　にも注意しつつ、今後の論文を読んでいきましょう。

(S)　よろしくおねがいします！

第3章 RCT（ランダム化比較試験）の読み方 その1

3.0 はじめに

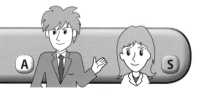

(S) おはようございます！

(A) おはようございます。前回は、論文のタイトルと抄録から、PECOを拾い出す練習をしました。

(S) 「2型糖尿病患者に対して（P）、HbA1c値6.5%以下が目標の強化血糖コントロールをすると（I）、通常の血糖コントロール（C）と比較して、大血管イベント＋小血管イベントの複合イベントは有意に減る」でした。確かに、PECOで拾っていくと、中身が簡潔にまとまった気がします！

第2章の論文のPICOでのまとめ	
Patient	2型糖尿病患者に対して
Intervention	HbA1c6.5%以下を目標に強化血糖コントロールを行うと
Comparator	通常血糖コントロールと比較して
Outcome-1	大血管＋小血管の複合イベントリスクが20.0%から18.1%に有意に減少
Outcome-2	小血管の複合イベントリスクが10.9%から9.4%に有意に減少
Outcome-3	大血管の複合イベントリスク減少効果は有意でない

(A) PECOの便利さ、分かってきましたか？ これからの章では、タイトルと抄録に加えて、もう少し深く「ナナメ読み」してみましょう。

(S) よろしくおねがいします！

3.1 タイトル、抄録、あとは何？

(S) タイトルと抄録は、前の章でも読みました。それに加えてってことだから、もう少し読み込むんですよね…本文をひたすら読むんでしょうか？

(A) もちろん、本文を読めれば言うことなしなんですが、本文を全て読むのはなかなか大変ですよね。ただ初めから読むのではなくて、「手がかり」を頼りにしつつ読んでみましょう。

(S) 手がかりって何でしょう？

(A) 手がかりになるのは、図表です。

(S) 図表…Figureとか、Tableとかですね？

(A) そうですね。もともと図や表は、著者が読者に伝えたいことを簡潔にまとめたものですよね。

(S) 確かに、いろんな情報がまとまってる気がします。図に書いてあること、言葉で説明しようとすると、かなり長くなっちゃいますからね。

(A) 言ってみれば、論文のエッセンスが濃縮されたのが、図表です。だから、図表を拾っていけば、論文の勘所が短時間でつかめるってことですね。

(S) うーん、確かに本文を読むのが面倒なときは、図だけ見てました。

(A) ですよね。この章では、ランダム化比較試験の論文を用意したので、「PECO＋図表」でのナナメ読みにチャレンジしましょう！

(S) わかりました！

3.2 RCTの論文を読んでみよう！

(A) さて、用意した論文はこちらです。前回は生活習慣病でしたが、今度は感染症ですよ。

Bonten MJ, Huijts SM, Bolkenbaas M, et al.

Polysaccharide Conjugate Vaccine against Pneumococcal Pneumonia in Adults

N Engl J Med 2015; 372(12): 1114-25

ABSTRACT

BACKGROUND

Pneumococcal polysaccharide conjugate vaccines prevent pneumococcal disease in infants, but their efficacy against pneumococcal community-acquired pneumonia in adults 65 years of age or older is unknown.

METHODS

In a randomized, double-blind, placebo-controlled trial involving 84,496 adults 65 years of age or older, we evaluated the efficacy of 13-valent polysaccharide conjugate vaccine (PCV13) in preventing first episodes of vaccine-type strains of pneumococcal community-acquired pneumonia, nonbacteremic and noninvasive pneumococcal community-acquired pneumonia, and invasive pneumococcal disease. Standard laboratory methods and a serotype-specific urinary antigen detection assay were used to identify community-acquired pneumonia and invasive pneumococcal disease.

RESULTS

In the per-protocol analysis of first episodes of infections due to vaccine-type strains, community-acquired pneumonia occurred in 49 persons in the

PCV13 group and 90 persons in the placebo group (vaccine efficacy, 45.6%; 95.2% confidence interval [CI], 21.8 to 62.5), nonbacteremic and noninvasive community-acquired pneumonia occurred in 33 persons in the PCV13 group and 60 persons in the placebo group (vaccine efficacy, 45.0%; 95.2% CI, 14.2 to 65.3), and invasive pneumococcal disease occurred in 7 persons in the PCV13 group and 28 persons in the placebo group (vaccine efficacy, 75.0%; 95% CI, 41.4 to 90.8). Efficacy persisted throughout the trial (mean follow-up, 3.97 years). (G)**In the modified intention-to-treat analysis, similar efficacy was observed (vaccine efficacy, 37.7%, 41.1%, and 75.8%, respectively),** and community-acquired pneumonia occurred in 747 persons in the PCV13 group and 787 persons in placebo group (vaccine efficacy, 5.1%; 95% CI, −5.1 to 14.2). Numbers of serious adverse events and deaths were similar in the two groups, but there were more local reactions in the PCV13 group.

CONCLUSIONS

Among older adults, PCV13 was effective in preventing vaccine-type pneumococcal, bacteremic, and nonbacteremic community-acquired pneumonia and vaccinetype invasive pneumococcal disease but not in preventing community-acquired pneumonia from any cause. (Funded by Pfizer; CAPITA ClinicalTrials.gov number NCT00744263.)

From Bonten MJ, Huijts SM, Bolkenbaas M, et al. Polysaccharide Conjugate Vaccine against Pneumococcal Pneumonia in Adults. N Engl J Med 2015; 372(12): 1114-25. ©Massachusetts Medical Society. Reprinted with permission from Massachusetts Medical Society.

フルテキスト URL：http://www.nejm.org/doi/full/10.1056/NEJMoa1408544#t=article

(S) まずは、タイトルですね？
Polysaccharide conjugate はよく分からないけど、vaccine だから、ワクチンの論文ですよね。

論文のタイトルは？
Polysaccharide conjugate vaccine against 　　　　　介入 I pneumococcal pneumonia **in adults** 　　　　　　　　　　　　患者 P

(A) ちょっと専門的な修飾語が多くて、難しいかもしれません。Polysaccharide は多糖類、conjugate は結合型。土台となるタンパク質に、抗原となる多糖類をくっつけて作ったワクチンという意味です。

(S) なるほど。ワクチンの種類ってことですね！ Pneumococcal pneumonia は、肺炎かな？

(A) こちらもややこしいですね。Pneumonia は肺炎で正解ですが、前にくっついてる pneumococcal は「肺炎球菌による」って意味なんです。

(S) 肺炎なのに、わざわざ肺炎球菌ってつけるんですか？

(A) わざわざ「肺炎」を2度繰り返さなくても…と思うかもしれません。でも、肺炎の原因って、肺炎球菌だけじゃないんです。例えばマイコプラズマとか、クラミジアとか、他の微生物も肺炎の原因になるんですね。

(S) なるほど。肺炎球菌が原因でおこる肺炎ってことで、原因を絞ってるんですね。

(A) うるさく言うと「肺炎球菌性肺炎に対するワクチン」なのですが、一般的には「肺炎球菌ワクチン」と表現してしまいます。

(S) これで、タイトルの大部分が読めました。残りは adult だから、成人？

(A) はい。「成人への肺炎球菌ワクチン」がタイトルになるわけですね。そうすると、PICO はどうでしょう？

(S) えーと…「何をすると」介入（intervention）は肺炎球菌ワクチンですよね。「誰に対して」患者（patient）は…成人なのはわかる

■「肺炎球菌性」の「肺炎」
肺炎は肺炎球菌だけでなく、インフルエンザ菌・マイコプラズマ・クラミジアなど、さまざまな微生物が原因で発生します。
また肺炎球菌が引き起こす病気は肺炎だけではなく、中耳炎や髄膜炎などの原因ともなります。そのため、「肺炎球菌」によって起きた「肺炎」であることを明確に示す必要があるのです。

けど、それ以上はわかりません！

タイトルから読み取れる "P" と "I"	
Polysaccharide conjugate vaccine against pneumococcal pneumonia in adults	
Patient （患者）	成人 ?? (in adults)
Intervention （介入）	肺炎球菌ワクチン (Polysaccharide...pneumonia)

Ⓐ 前の章の論文は、タイトルだけでかなり PICO が埋まりました。この論文のように、ちょっと分かりづらい場合もあります。

Ⓢ タイトルで分からなければ、次は抄録 abstract ですね！

Ⓐ その通り！ abstract を、見ていきましょう。

3.3　抄録を読んでみよう！――背景と方法

Ⓢ 前の章で読んだときには、Methods のところに PECO の手がかりが沢山ありました。だから、Methods から読めばいいですか？

Ⓐ 慣れてきたらそれでもいいんですが、今回は練習なので、Background も読んでみましょう。

BACKGROUND

Ⓐ **Pneumococcal polysaccharide conjugate vaccines prevent pneumococcal disease in infants, but their efficacy against pneumococcal community-acquired pneumonia in adults 65 years of age or older is unknown.**

Ⓢ わかりました！
　肺炎球菌ワクチンはこどもの肺炎を予防できるけど、65歳以上の "pneumococcal community-acquired pneumonia" への効果はよ

A　そうですね。「ナナメ読み」のためには、わからない単語はとりあえずそのまま訳さずに放っておくのもコツです。

S　あ、よくわからないから飛ばしたんですが、それでよかったんですね！

A　わからない単語を全部調べていると、だんだん本質が分からなくなっちゃいますからね。community-acquired pneumoniaは、「市中肺炎」をさします。

S　65歳以上の成人だから、高齢者への市中肺炎の予防効果がよく分からなかったってことですね！

A　その通り！　では、手がかりがたくさんあるはずのMethodsに行きましょう。

■市中肺炎
医療施設や介護施設の中でなく、通常の社会生活の中で発症する肺炎が市中肺炎です。

METHODS

(B)**In a randomized, double-blind, placebo-controlled trial involving 84,496 adults 65 years of age or older,** we evaluated the efficacy of (C)**13-valent polysaccharide conjugate vaccine (PCV13)** in preventing first episodes of (D)**vaccine-type strains of pneumococcal community-acquired pneumonia, nonbacteremic and noninvasive pneumococcal community-acquired pneumonia, and invasive pneumococcal disease.** Standard laboratory methods and a serotype-specific urinary antigen detection assay were used to identify community-acquired pneumonia and invasive pneumococcal disease.

S　はい！　Methodsは…

(B)**In a randomized, double-blind, placebo-controlled trial involving 84,496 adults 65 years of age or older,**

これはわかりやすいです！　65歳以上の高齢者84,496人を対象にして、プラセボ対照・二重盲検のランダム化比較試験をやったってことですよね？

A 一気に情報が出てきましたね。PICOと研究デザイン、拾えそうですか？

S えーと、Pが65歳以上の高齢者。Iがたぶん肺炎球菌ワクチンで、Cがプラセボですよね？

A うまく拾えましたね！ 続きの文に、介入の詳細がありますよ。

S 13-valent polysaccharide conjugate vaccine. 何かが13種類？

> ⓒ <u>13-valent polysaccharide conjugate vaccine (PCV13)</u>

A 13-valentは、「13価」ですね。13種類の菌種に有効ってことです。なので、全部まとめて「13価肺炎球菌ワクチン」と書きましょう。

S 13価肺炎球菌ワクチンが、介入ですね。これで、
  P：65歳以上の成人（高齢者）
  I：13価肺炎球菌ワクチン接種
  C：プラセボを接種
が出そろいました！ …あれ、今回はワクチンだから、対象の人ってまだ病気にかかってないですよね。それでも、Patient？

A いいところに気付きましたね！ 確かに、接種の対象になる人は健常者ですから、患者（patient）と名付けるのは少し変ですよね。あまり気にせずにPatientのまま進む場合もありますし、ちょっとずるいんですが "P" を "Participant（参加者・被験者）" と読み替えてしまうこともあります。

S なるほど、participantだったら、病気がなくても大丈夫ですね。ちょっとずるいなあ…

A いずれにしても、"P"のままで進めますよ！

第3章 RCT（ランダム化比較試験）の読み方 その1

Methods から読み取った "PIC"	
Patient（患者）	65歳以上の成人（高齢者）
Intervention（介入）	13価の肺炎球菌ワクチンを接種
Comparator（対照）	プラセボを接種

P（patient）は、健常人ならば "participant（被験者）"

S 略語を変えなくていいのは、便利ですね。次が、アウトカムかな？

A 記述は、どうなっているでしょう？

S first episode ってのは、たぶん最初の発症ですよね。…3つ並んでて、
　　1）「vaccine type の市中肺炎」
　　2）「nonbacteremic and noninvasive の市中肺炎」
　　3）「invasive の肺炎球菌症」
かな？　うーん、よくわかりません…

A かなり複雑な表現ですよね。invasive は「侵襲性」で、菌が血液にまで入ってしまうと invasive、中耳炎のように粘膜にとどまっていれば非侵襲性に分類されます。

S 血液に入るかどうかですか…ちょっと難しいですね。

A もう一つの分類、vaccine type は単純で、「ワクチンが効くタイプかどうか」で決まります。今回は簡単にするために、1）の「ワクチンが効くタイプの市中肺炎」にアウトカムを絞りましょう。

S 分かりました！　あとは、市中肺炎を減らせたかどうかですね。

3.4 抄録を読んでみよう！──結果と結論

RESULTS

(E)**In the per-protocol analysis of first episodes of infections due** to vaccine-type strains, (F)**community-acquired pneumonia occurred in 49 persons in the PCV13 group and 90 persons in the placebo group (vaccine efficacy, 45.6%; 95.2% confidence interval [CI], 21.8 to 62.5),** nonbacteremic and noninvasive community-acquired pneumonia occurred in 33 persons in the PCV13 group and 60 persons in the placebo group (vaccine efficacy, 45.0%; 95.2% CI, 14.2 to 65.3), and invasive pneumococcal disease occurred in 7 persons in the PCV13 group and 28 persons in the placebo group (vaccine efficacy, 75.0%; 95% CI, 41.4 to 90.8). Efficacy persisted throughout the trial (mean follow-up, 3.97 years). (G)**In the modified intention-to-treat analysis, similar efficacy was observed (vaccine efficacy, 37.7%, 41.1%, and 75.8%, respectively),** and community-acquired pneumonia occurred in 747 persons in the PCV13 group and 787 persons in placebo group (vaccine efficacy, 5.1%; 95% CI, –5.1 to 14.2). Numbers of serious adverse events and deaths were similar in the two groups, but there were more local reactions in the PCV13 group.

(S) 今度は、結果です！　あれ、いきなり "per-protocol analysis" って…なんのことでしょう？

(A) しばらく下に行くと、もう一度 "In the..." が出てきますよ。

(S) ええと…あ、9行目の

(G)**In the modified intention-to-treat analysis, similar efficacy was observed (vaccine efficacy, 37.7%, 41.1%, and 75.8%, respectively),**

ですかね？

(A) よく見付けましたね！　"Intention-to-treat" と "per-protocol analysis" は、臨床試験の論文ではよく出てくる表現です。それぞれ、どんな人を分析に組み込むかがちょっと違ってきます。

S　組み込む人が変わるって、どういうことでしょう？　参加した人全てを分析すればいいんじゃないんですか？

A　もちろんその通りです。ただ、期間の長い研究では、途中で治療を受けなくなったり、治療法が変わってしまう被験者が多く出てくることがあります。

S　途中で試験をやめてしまうとか、ですかね？

A　そうですね。あるいは、「重症化したら薬物治療を中止して、外科手術を実施する」計画を立てていて、ほとんどの患者が手術に移行してしまう…のような状況もあり得ます。

S　うーん…それなら、最後まで治療を続けられた人で評価すればいいのかな？

A　いい考えですね！　いま提案してもらったように、割り付けられた治療を最後まで受けられた人のみを対象とするやり方を、Per-protocol 解析と呼びます。

Per-protocol 解析とは？
割付られた治療を最後まで完了した人のみを解析に組み込み

S　なるほど。じゃあ全員対象が、Intention-to-treat かな？

A　お、冴えてますね。Intention-to-treat は無理やり訳せば「治療を意図した人」で、「治療をした人」じゃなくて「意図した人」なのがポイントです。

ITT（Intention-to-treat）解析とは？
治療を受けたかどうかにかかわらず、「割り付けられた人」はすべて組み込み

S　そうか！　「意図した」だから、実薬群に割り付けられれば、薬を飲み終えたかどうかは関係なく解析に入るんですね！　で、intention-to-treat と per-protocol、どっちがおすすめなんでしょう？

(A) 例えば実薬群に強い副作用があって、多くの人が試験を中止したとしましょう。このとき、解析手法の結果への影響はどうなりますか？

(S) 実薬群で多くの人が抜けるんだから…そうか、per protocol だと、脱落した人が分析から除かれて、無事だった人だけ分析対象になるから、実薬に有利になりますか？

(A) 正解！　このようなバイアスがあるので、Intention-to-treat（ITT）解析を基本にすべしというのが、一応の原則です。今回は per protocol と ITT、両方の値を拾ってみましょう。

> (F) community-acquired pneumonia occurred in 49 persons in the PCV13 group and 90 persons in the placebo group (vaccine efficacy, 45.6%; 95.2% confidence interval [CI], 21.8 to 62.5),

(S) per-protocol は…ワクチンが効くタイプの市中肺炎を発症した人が、ワクチン群（PCV13）で 49 人・プラセボ群で 90 人。ワクチン効果は 45.6%、95% 信頼区間が 21.8%－62.5% です！　ワクチン効果ってのは、どうやって計算するんでしょう？

(A) よくできました！　ワクチン効果は、相対リスク減少と同じ計算式ですよ。

(S) 相対リスク減少…「わかりません」で出てきたやつですね。

(A) まず、相対リスク・リスク比はどんな定義でしたっけ？

(S) えーと、リスクは「全体」分の「イベントの起きた人」で、介入群と対照群のリスクを割り算したのが、リスク比＝相対リスクだったと思います。

リスクとリスク比	
リスク	イベントの起きた人数 / 全体の人数
リスク比・相対リスク （risk ratio, relative risk）	介入群のリスク / 対照群のリスク

■ ITT 解析を行えば、評価をしたい治療戦略がもたらす効果を最もよく捉えることができますが、割り付けた対象者すべてを追跡することは現実的にはやや難しくなります。
そのため、通常の医薬品の臨床試験では、ITT を原則としつつも「治療を一度も受けていない」「対象の病気にかかっていないことが客観的に明らか（前立腺がんの臨床試験に組み込まれた女性など）」「データが一つもとれていない」など、最小限の症例は除外する FAS（最大の解析対象集団、Full Analysis Set）を採用することが一般に行われてきました。
どのような集団を解析対象として設定するかは、「実臨床での薬の効果を評価したい（→併用薬などの使用例も組み込む）」「薬剤そのものの有効性に絞って解析したい（→併用薬使用例は除外）」など、試験の目的によっても変わります。

	イベントあり	イベントなし	合計	リスク
介入群	a 人	c 人	a+c 人	$\dfrac{a}{a+c}$
対照群	b 人	d 人	b+d 人	$\dfrac{b}{b+d}$

リスク比・相対リスクの計算

リスク比（相対リスク）＝介入群リスク÷対照群リスク
$$= \dfrac{a}{a+c} \Big/ \dfrac{b}{b+d}$$

Ⓐ そうですね。じゃあ、相対リスク減少は？

Ⓢ あ、思い出しました！ 相対リスク減少 RRR は、1 ーリスク比でしたよね。ワクチン効果が 45.6％ っていうのは、ワクチンによる相対リスク減少が 45.6％ ってことだから、相対リスクそのものは 100％ － 45.6％ ＝ 54.4％。「ワクチン群の市中肺炎のリスクは、プラセボ群の市中肺炎のリスクの 0.544 倍」ってことですね！

相対リスク減少（Relative Risk Reduction）

1 ーリスク比

ワクチン効果が 45.6％
→ ワクチンによる相対リスク減少は 45.6％
→ ワクチンの相対リスクは 1 － 45.6％ ＝ 54.4％（0.544 倍）

Ⓐ よくできました！ 数字の確認は、次の章で図を見ながらやってみましょう。95％ 信頼区間の解釈は、どうでしょう？

Ⓢ リスク減少は引き算、差分だから、ゼロをまたいでなければいいのかな？ 信頼区間が 21.8％ から 62.5％ で、どちらも正の値なので、統計的に有意に減らせるって言えますね！

> **95% 信頼区間の解釈**
>
> 差ならゼロ、比なら1をまたぐかどうかで判断
>
> 相対リスク減少の95% 信頼区間が 21.8%～62.5%
> → ゼロをまたがないので、「有意に減少」

A だんだん、思い出してきましたね？ 次は、ITT 解析の結果ですね。

> ㊇ In the modified intention-to-treat analysis, similar efficacy was observed (vaccine efficacy, 37.7%, 41.1%, and 75.8%, respectively),

S ITT の方は、"In the modified intention-to-treat..." から続くところですね。"similar efficacy" だから、ITT でも同じような結果になったんでしょうか…
　ワクチン効果が3つ並んでて、37.7%・41.1%・75.8% です。

A 3つの値は、さきほどの 1)-3) に対応してますよ。今回は1番目の効果を見ていましたから…

S あ、じゃあ、37.7% ですね？ 統計的に有意かどうかは、抄録だけだとちょっとわからないですね。

A そうですね。では、ここまでを PICO にまとめ直してみましょう。

S わかりました！

> P：65歳以上の高齢者に
> I：13価の肺炎球菌ワクチン（PCV13）を接種すると
> C：プラセボを接種するのと比較して
> O：ワクチンが効果を示す市中肺炎のリスクが
> 　　per-protocol 解析で 45.6%、ITT 解析で 37.7% 減少する

になりますか？

第 3 章の論文の PICO でのまとめ	
Patient	65 歳以上の高齢者に対して
Intervention	13 価の肺炎球菌ワクチン（PCV13）を接種すると
Comparator	プラセボ接種と比較して
Outcome-1	ワクチンが効く市中肺炎のリスクが Per-Protocol 解析で 45.6% 有意に減少
Outcome-2	ワクチンが効く市中肺炎のリスクが ITT 解析で 37.7% 有意に減少

(A) よくできました！

3.5 おわりに

(S) 今回の文献はタイトルだけだとちょっと苦しかったけど、抄録から PICO を抽出できました。

(A) そうですね。ちなみに、抄録の結論部分（conclusions）、最初だけでも読めますか？

(S) conclusions ですか？ "Among older adults" は高齢者で、"PCV13 was effective in preventing vaccine-type penumococcal... community acquired pneumonia"... さっきの PICO と、数字はないけどほとんど同じことが書いてあります！

(A) PICO で読むと論文の「大意」がつかめること、少しは体験できたでしょうか？ さて、次の章では図表を読み込んで、より深い「ナナメ読み」にチャレンジしましょう！

(S) おねがいします！

第4章 RCT(ランダム化比較試験)の読み方 その2

4.0 はじめに

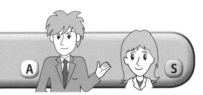

S　おはようございます！

A　おはようございます。前回にひきつづき、肺炎球菌ワクチンのランダム化比較試験の論文を読んでみましょう。

S　前回は、抄録から PICO を抽出するところまででした。
　　　P：65歳以上の高齢者に
　　　I：13価の肺炎球菌ワクチン（PCV13）を接種すると
　　　C：プラセボを接種するのと比較して
　　　O：ワクチンが効果を示す市中肺炎のリスクが
　　　　　per-protocol で 45.6%、ITT で 37.7% 減少する

第3章の論文の PICO でのまとめ	
Patient	65歳以上の高齢者に対して
Intervention	13価の肺炎球菌ワクチン（PCV13）を接種すると
Comparator	プラセボ接種と比較して
Outcome-1	ワクチンが効く市中肺炎のリスクが Per-Protocol 解析で 45.6% 有意に減少
Outcome-2	ワクチンが効く市中肺炎のリスクが ITT 解析で 37.7% 有意に減少

でしたよね？

A そうですね。第2章や第3章でお話ししたように、ともかく「さっと」読みたいときは、PICOを抽出すれば論文の大まかな部分はつかむことができます。

S 今回のテーマは、PICO＋図表でしたよね。前の章でPICOは抽出できたから、今度は図表ですね？

A はい。論文のエッセンスは、図表にぎゅっと詰まっています。この章では、図表からどんなことが読み取れるかを、お話ししていきましょう。

S よろしくおねがいします！

4.1 フローチャートは役に立つ！

S 図表を探せばいいんですよね…最初は、1119ページの、Figure 1です。なんかフローチャートみたいなのが書いてありますね。（Figure 1は次のページにあります。）

A 図表のタイトルは、どうなっていますか？

S Figure 1. Enrollment and Outcomes in the Per-Protocol Population. のPer-Protocolってのは、前の章のPer-Protocol analysisのことかな？ Enrollmentは何でしょう？

A Enrollmentは臨床試験でよく使われる言葉で、被験者を試験に「登録する」「組み入れる」のように理解しておけば大丈夫です。試験の流れを細かく説明する前に、何となくでよいので、図の意味が分かりますか？

S えーと、一番上が87,590 adultってあって、次が84.4% randomization, それから42,240がPCV13で、42,256がプラセボ…これは、臨床試験がどのように進んでいったかの流れ図ですよね？

A よく読み取れました！ Figure 1のフローチャートは、臨床試験の始まりから終わりまでの経過を、分かりやすく示したものです。

S 始まりから終わり？

A 被験者の募集から始まって、介入群と対照群への割付、治療の開始、途中の脱落とその理由、最終結果までが、この表に詰まってるんですよ。

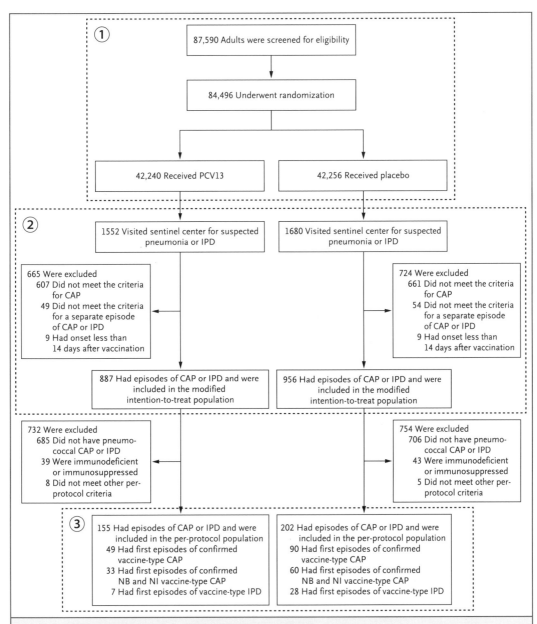

Figure 1. Enrollment and Outcomes in the Per-Protocol Population.
CAP denotes community-acquired pneumonia, IPD invasive pneumococcal disease, NB and NI nonbacteremic and noninvasive, and PCV13 13-valent pneumococcal conjugate vaccine.

(S) 大事な情報が、たくさん入ってるってことですね。

(A) そうですね。最後の12章で紹介しますが、RCTの論文を書くときの「チェックリスト」にも、このようなフローチャートをつけて説明すべきという項目があります。

(S) チェックリスト？

🅐 読者に正しく情報が伝わるように、「論文にはこんな情報をちゃんと記して下さい」というチェックリストがあるんです。ランダム化比較試験にも、コホート研究のような観察研究にも、メタアナリシスのようなレビュー研究にも、それぞれ別々のチェックリストがありますよ。

🅢 わかりました！

🅐 じゃあ、上から読んでいきましょうか。

🅢 最初の 87,596 人が "eligibility"、84,496 人が "randomization"、そこから 42,240 人と 43,356 人に分かれてます。

🅐 一番上の eligibility は、試験の参加基準を満たすかのチェックを受けた人数。次の 84,496 人が、基準を満たした人数ですね。

🅢 randomization ってことは、PCV13 群かプラセボ群に、ランダムに割りつけられた人ってことですよね。PCV13 が 42,240 人、プラセボが 42,256 人かな？

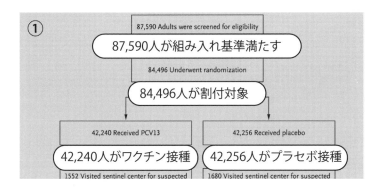

🅐 そうですね。次はどうでしょう？

🅢 PCV13 群が 1,552 人、プラセボ群が 1680 人、"visited" って書いてあります。肺炎を起こして、病院に行った人かな？

🅐 お、よくわかりましたね！ "suspected pneumonia or IPD" なので、肺炎もしくは IPD の疑いで病院を受診した人ってことです。

🅢 その次は、横に矢印が伸びてますね。excluded だから、除かれた人？

🅐 その通り！ 横に消えているので何となく想像がつくと思いますが、解析対象から除外された人をさします。PCV13 群だと、病院を受診した 1,552 人のうち、665 人は除かれて、1,552 人 − 665 人の 887 人が残ったってことですね。

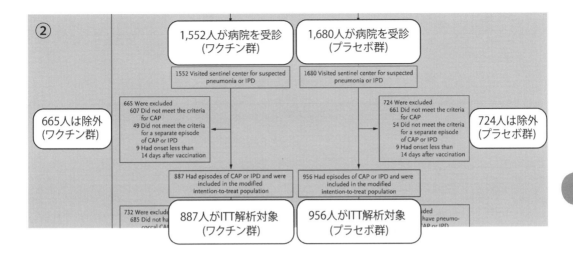

- **S** どうして、除かれたんでしょう？

- **A** いい質問ですね。例えば665人のうち607人は、「Did not meet the criteria for CAP（市中肺炎）」。肺炎の疑いで受診をしたけど、検査の結果は別の病気だったってことになります。

- **S** あ、別の病気だから、今回のアウトカムには含まれないんですね！

  下に行くと、「887 Had episodes of CAP of IPD…」で、PCV13群で887人、プラセボ群で956人が、"intention to treat"の対象になってます。そこからPCV13群で732人、プラセボ群で754人が除外されて、最後に残ったのがPCV13群で155人・プラセボ群で202人ですね。最初は4万人以上いたけど、ずいぶん減りました？

③
- 155人がper-protocol解析対象（ワクチン群）
- 202人がper-protocol解析対象（プラセボ群）

155 Had episodes of CAP or IPD and were included in the per-protocol population
49 Had first episodes of confirmed vaccine-type CAP
33 Had first episodes of confirmed NB and NI vaccine-type CAP
7 Had first episodes of vaccine-type IPD

202 Had episodes of CAP or IPD and were included in the per-protocol population
90 Had first episodes of confirmed vaccine-type CAP
60 Had first episodes of confirmed NB and NI vaccine-type CAP
28 Had first episodes of vaccine-type IPD

- **A** この試験のフローチャートの書き方ですと、ずっと試験に参加していたけど、最後まで肺炎を起こさず、病院受診もなかった人は出てこなくなるので、どうしても少なくなりますね。

- **S** なるほど…ワクチン群でもプラセボ群でも病院を受診しなかった人は、最初の段階で落ちてしまうんですね。

  PCV13群では42,240人中155人、プラセボ群で42,256人中202

■この試験は健常人を対象にワクチンもしくはプラセボを接種しています。試験期間中に病院を受診したのは、ワクチン群42,240人中1,552人（3.6％）、プラセボ群42,256人中1,680人（4.0％）にとどまります。
肺炎球菌性肺炎の確定診断を受けた人数になると、さらに人数は減ります。すでに病気にかかっている人を治療するのと比べると、予防は病気にかからないまま終わる人も多いため、より多くの人数を組み入れる必要があります。
予防介入でプラセボ対照・なおかつ大規模のRCTを実施した例は、治療に比べると非常に少なく、珍しい臨床試験といえます。

人が、いま見たいアウトカム・市中肺炎（CAP）か IPD を発症したってことですね。いま注目している、市中肺炎（CAP）か IPD を発症した人は、PCV13 群で 42,240 人中 155 人、プラセボ群で 42,256 人中 202 人。ワクチンを使った方が、少し人数が減ってるかな？

A 大ざっぱな試験の流れは、このようなフローチャートを追うだけでつかむことができます。RCT の論文を読むときは、まずはフローチャートを探すことですね。

S 何か注意することとか、ありますか？

A この論文にはあてはまりませんが、例えば同じポイントで脱落している人数が、二つの群で大きく違っている時などは、ちょっと気を付けるべきですね。

S 大きく違っている？

A 前回の ITT と Per-protocol のところでもお話ししましたが、介入群で副作用による試験中止が多く出たりすると、プラセボ群と介入群とで脱落者の数が大きくズレることになります。

Per-Protocol 解析が「危険」な時とは？
介入群と対照群で、脱落者人数に大きな差があるとき
特に、脱落者数が 介入群＞対照群のときは要注意

S なるほど。そんなときに脱落者を除外して解析すると、結果がゆがめられちゃうんですね。フローチャート、いろんなことが分かって、確かに便利です！

A 次は、Table を読んでみましょう！

4.2 表には何が書いてある？

S 最初は Table 1、これは患者背景ですよね？ 性別とか人種とか、各群それぞれの数値と、全員の数値が書いてあります。

Table 1. Baseline Characteristics of the Participants.*			
Characteristic	PCV13 Group (N = 42,237)†	Placebo Group (N = 42,255)†	All Participants (N = 84,492)†
Sex — no. (%)			
Male	23,447 (55.5)	23,801 (56.3)	47,248 (55.9)
Female	18,790 (44.5)	18,454 (43.7)	37,244 (44.1)
Race — no. (%)‡			
White	41,600 (98.5)	41,614 (98.5)	83,214 (98.5)
Black	146 (0.3)	140 (0.3)	286 (0.3)
Asian	277 (0.7)	292 (0.7)	569 (0.7)
Other	205 (0.5)	199 (0.5)	404 (0.5)
Unknown	9 (<0.1)	10 (<0.1)	19 (<0.1)
Age at vaccination — yr			
Mean	72.8±5.7	72.8±5.6	72.8±5.7
Median (range)§	71.6 (61.9–101.1)	71.5 (63.3–99.5)	71.6 (61.9–101.1)
Age group — no. (%)			
<75 yr	29,006 (68.7)	29,064 (68.8)	58,070 (68.7)
≥75 and <85 yr	11,727 (27.8)	11,753 (27.8)	23,480 (27.8)
≥85 yr	1504 (3.6)	1438 (3.4)	2942 (3.5)

* Plus–minus values are means ±SD. Additional characteristics are listed in Table S2 in the Supplementary Appendix. PCV13 denotes 13-valent pneumococcal conjugate vaccine.
† The numbers of participants who received the study vaccine and for whom any safety data were available are shown. Four participants (three in the PCV13 group and one in the placebo group) were excluded because no safety data were available.
‡ Race was self-reported.
§ A total of 18 participants who were enrolled in the PCV13 group and 16 who were enrolled in the placebo group were younger than 65 years of age.

第4章 RCT（ランダム化比較試験）の読み方 その2

(A) そうですね。両群の数字は、似てますか？ 違ってますか？

(S) 男性の割合（sex-male）は、PCV13が55.5%, プラセボが56.3%, 全体で55.9%。人種もワクチンを打った年齢も、そんなに変わりがなさそうです。

(A) もともとこの試験はランダム化比較試験RCTですから、PCV13・プラセボどちらの群に行くかはランダムに決まります。割付がうまく行っていれば、患者背景にも大きな差は出ないはずですよね？

(S) そうか！ ランダムに割付られたから、どっちの群でもほぼ同じ割合になったんですね。ランダム化が「うまく行ってる」って、考えていいのかな？

(A) そうですね。では、次のTable 2を見ましょう。

Table 2. Vaccine Efficacy.*

End Point and Analysis†	Episodes‡	PCV13 (N=42,240)	Placebo (N=42,256)	Percent Vaccine Efficacy (CI)§	P Value¶
		number			
First episode					
Infection with vaccine-type strain					
Confirmed community-acquired pneumonia					
Per-protocol analysis	139	49	90	45.6 (21.8 to 62.5)	<0.001
Modified intention-to-treat analysis	172	66	106	37.7 (14.3 to 55.1)	0.003
Confirmed nonbacteremic and noninvasive community-acquired pneumonia					
Per-protocol analysis	93	33	60	45.0 (14.2 to 65.3)	0.007
Modified intention-to-treat analysis	116	43	73	41.1 (12.7 to 60.7)	0.007
Invasive pneumococcal disease					
Per-protocol analysis	35	7	28	75.0 (41.4 to 90.8)	<0.001
Modified intention-to-treat analysis	41	8	33	75.8 (46.5 to 90.3)	<0.001
Infection with any pneumococcal strain					
Confirmed pneumococcal community-acquired pneumonia					
Per-protocol analysis	244	100	144	30.6 (9.8 to 46.7)	0.008
Modified intention-to-treat analysis	309	135	174	22.4 (2.3 to 38.5)	0.05
Confirmed nonbacteremic and noninvasive pneumococcal community-acquired pneumonia					
Per-protocol analysis	153	66	87	24.1 (−5.7 to 45.8)	0.11
Modified intention-to-treat analysis	199	90	109	17.4 (−10.2 to 38.2)	0.25
Invasive pneumococcal disease					
Per-protocol analysis	83	27	56	51.8 (22.4 to 70.7)	0.004
Modified intention-to-treat analysis	100	34	66	48.5 (20.9 to 67.0)	0.006
Community-acquired pneumonia					
Modified intention-to-treat analysis	1534	747	787	5.1 (−5.1 to 14.2)	0.32
All episodes of confirmed vaccine-type community-acquired pneumonia					
Per-protocol analysis	145	53	92	42.4 (18.4 to 59.7)	0.004
Modified intention-to-treat analysis	182	70	112	37.5 (15.0 to 54.3)	0.006
Death‖					
From confirmed vaccine-type pneumococcal community-acquired pneumonia or vaccine-type invasive pneumococcal disease	4	2	2	0 (−1279.6 to 92.8)	>0.999
From confirmed pneumococcal community-acquired pneumonia or invasive pneumococcal disease	13	6	7	14.3 (−197.9 to 76.2)	>0.999

S Vaccine efficacy... ワクチン効果ですね？ これが論文の肝っぽいです。たくさん数値があるけど、どれを見ればいいのかな？

A 本来は「自分が最も重要と思うアウトカム」を見るのが定石なんですが、今回は抄録にも書かれている、「ワクチンが効くタイプの感染症（infection with vaccine type strain）」に注目してみましょう。

Table 2. Vaccine Efficacy.*

End Point and Analysis†	Episodes‡	PCV13 (N=42,240)	Placebo (N=42,256)	Percent Vaccine Efficacy (CI)§	P Value¶
		number			
First episode					
Infection with vaccine-type strain					
Confirmed community-acquired pneumonia					
Per-protocol analysis	139	49	90	45.6 (21.8 to 62.5)	<0.001
Modified intention-to-treat analysis	172	66	106	37.7 (14.3 to 55.1)	0.003
Confirmed nonbacteremic and noninvasive community-acquired pneumonia					
Per-protocol analysis	93	33	60	45.0 (14.2 to 65.3)	0.007
Modified intention-to-treat analysis	116	43	73	41.1 (12.7 to 60.7)	0.007
Invasive pneumococcal disease					
Per-protocol analysis	35	7	28	75.0 (41.4 to 90.8)	<0.001
Modified intention-to-treat analysis	41	8	33	75.8 (46.5 to 90.3)	<0.001

Ⓢ ワクチンが効くタイプの感染症は…一番上からの3つですね？

Ⓐ まずは、市中肺炎（confirmed CAP）ですね。per-protocol と modified ITT、それぞれの値が出ています。読み方、わかりますか？

Ⓢ per-protocol だと…Episodes が全体の発症数で、139。PCV13 だと 42,240 人中 49 例、プラセボだと 42,256 人中 90 人、ワクチン効果が 45.6% ってことですよね？ ワクチン効果は、確か相対リスク減少でしたっけ？

Ⓐ よく覚えてましたね！ 前回の章で読んだ抄録は、ワクチン効果だけで実際の人数は出ていませんでした。今回は人数が出ているので、相対リスク（Relative risk, RR）と相対リスク減少（RRR）を計算できますか？

Ⓢ やってみます！
PCV13 群のリスクが、49 ÷ 42,240 で、0.00116（0.116%）。プラセボ群のリスクが 90 ÷ 42,256 で、0.00213（0.213%）。相対リスクはこれの割り算だから、$\frac{0.116\%}{0.213\%}$ で、54.4%。

Table 2. Vaccine Efficacy.*

End Point and Analysis†	Episodes‡	PCV13 (N=42,240) ワクチン 42,240人	Placebo (N=42,256) プラセボ 42,256人	Percent Vaccine Efficacy (CI)§	P Value¶
First episode					
Infection with vaccine-type strain					
Confirmed community-acquired pneumonia					
Per-protocol analysis	139 イベント139人	49 ワクチン49人	90 プラセボ90人	45.6 (21.8 to 62.5) 相対リスク減少45.6% (95%CI: 21.8%〜62.5%)	<0.001
Modified intention-to-treat analysis					
Confirmed nonbacteremic and noninvasive community-acquired pneumonia					

Ⓐ いい調子です！ RRR は？

S 相対リスク「減少」は1−相対リスクだから、100%−54.5%で、たしかに45.6%になりました！

A よくできました！ 95%信頼区間の解釈もできますか？

S percent vaccine efficacy の、カッコの中ですよね。下限が21.8%、上限が62.5%だから、「悪くても21.8%減少。良ければ62.5%減少」で、PCV13によって有意に市中肺炎を減らせるってことかな？

A その通りです！

S 最後の列のp valueも、0.05より小さいですね。こっちからも、有意に減らせるって言えますよね。

A 確かにそうですね。でも、p値を見るだけでは、「有意に減らせる」ことは分かっても、「どのくらい減らせるの？」の問には答えられません。

S あ…95%信頼区間なら、悪くて21.8%・良ければ62.5%みたいな数字が出てくるけど、p値だとどうしようもないですね。

A まさにそこが、『「医療統計」わかりません！！』でも触れた検定の限界なんですね。「減らせる」ってことだけ分かっても、実際に活用するためには不十分です。信頼区間を使った推定ができて初めて、臨床的な重要性を議論できるのです。

S わかりました！ 他の項目も見てみると、市中肺炎・それ以外の肺炎・IPDのどの疾患も、per-protocolとITT両方で信頼区間がゼロをまたいでないから、有意に減らせるってことですね。

A 読み方、分かってきましたね？ 大事な結果が読めたところで、Table 3の安全性です。こちらは急性期（投与後1ヶ月まで）・慢性期（投与後1-6ヶ月間）・重篤な副反応・死亡に分けて、評価をしていますね。

Table 3. Safety Outcomes.*

Event	Safety Subgroup		P Value†	All Participants		P Value†
	PCV13 (N=1006)	Placebo (N=1005)		PCV13 (N=42,237)	Placebo (N=42,255)	
	no. (%)			no. (%)		
Adverse event within 1 mo after vaccination	188 (18.7)	144 (14.3)	0.01			
Chronic medical condition diagnosed 1–6 mo after vaccination‡	17 (1.7)	12 (1.2)	0.46			
Serious adverse event						
Within 6 mo after vaccination	70 (7.0)	60 (6.0)	0.41			
Within 1 mo after vaccination				327 (0.8)	314 (0.7)	0.61
Death				3006 (7.1)	3005 (7.1)	0.98

* The numbers of participants who received study vaccine and for whom any safety data were available are shown. Four participants (three in the PCV13 group and one in the placebo group) were excluded because they had no safety data. Listed are events that occurred at least once in any participant.
† A two-sided Fisher's exact test was used to calculate the P value for the difference between percentages of participants who reported an event in each of the study groups.
‡ Newly diagnosed chronic medical conditions (including autoimmune or neuroinflammatory disease) were identified in subgroup participants by site staff members who conducted home visits; chronic medical conditions included conditions such as asthma, emphysema, hypertension, and cardiac failure.

S 急性期の副反応だけ、p 値が 0.05 より小さいから、ワクチン群で有意に増えてるってことでしょうか？

A そうですね。その他の部分は、両群で差は見られませんでした。
最後に、Figure 2 です。こちらは、何を評価していますか？

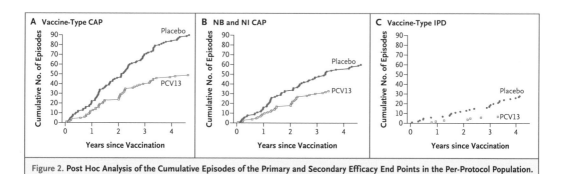

Figure 2. Post Hoc Analysis of the Cumulative Episodes of the Primary and Secondary Efficacy End Points in the Per-Protocol Population.

S ええと…市中肺炎・その他の肺炎・IPD それぞれ、時系列でイベントの発症を追いかけてます。

A このようなグラフ、どこかで見たことないですか？

S あ、「わかってきたかも」でやった、生存時間分析でしょうか？

A よく思い出せましたね！
このグラフの横軸は、"Years Since Vaccination" ですから、ワクチンを接種してからの経過年数。縦軸は "Cumulative No. of Episodes" で、累積イベント発症数です。この研究では、観察期間内のどこで起きても「1 例発症」とカウントするだけで、起きたタ

イミングについては特に気にしていません。

　ですが、通常の長期の臨床試験では、「いつ起きたか？」が重要視されてきます。「いつ起きたか？」を重要視したいときに使う生存時間分析の論文は、9章・10章で読んでみましょう。

生存時間分析、いつ使う？	
イベントが起こるまでの時間を評価したいとき	
リスク比やオッズ比	期間内でいつ起きたか？　は考慮できない

(S)　楽しみ？　です！

4.3　おわりに

(A)　この章ではランダム化比較試験の論文で、図表からの情報の取り出し方をお話ししました。

(S)　フローチャート、確かに便利です。あと、自分で計算した相対リスク減少と論文の値が一致してると、何か嬉しいですね！

(A)　仮想のデータで計算するのもいいですが、実際の論文で同じことができると、より理解が深まると思います。次の章では、過去の複数の論文の結果を統合して一つの結果をまとめたメタアナリシスの研究を読んでみましょう！

(S)　おねがいします！

第5章 メタアナリシスの読み方 その1

5.0 はじめに

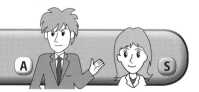

- **S** おはようございます！

- **A** おはようございます。前回までは、一つの研究について、論文を読み込むやり方をお話ししました。

- **S** 糖尿病治療のRCTと、肺炎球菌ワクチンのRCTですよね？ PECO形式でまとめて、図表をつまみ食いしただけでも、論文の大意はつかめた気がします。

- **A** いい感じに、ナナメ読みの方法がのみ込めてきましたかね？
  ただ、どんなにナナメ読みの訓練をしても、一つ一つのRCTを読んでいくやり方では、ちょっと限界があります。

- **S** 限界って？

- **A** 『「医療統計」わかりません！！』でもお話ししましたが、一つのテーマに対して臨床研究が一つだけ、なんてことはまずありません。

- **S** 同じテーマでも、複数の研究があるから…だから、複数の研究を一つにまとめた、メタアナリシスの論文が重要になるんですよね！

- **A** その通り！ もちろんメタアナリシスの結果をそのまま鵜呑みにするわけにはいきませんが、質の高いメタアナリシスの論文を読めば、多くの研究がある中で「結局効くの？ 効かないの？」の問題に答えを出すことができます。

- **S** メタアナリシスの論文を一本読めば、何本分かの研究が一気にわかって、お得ですね！

- **A** はい。この章と次の章では、メタアナリシスの論文を読んでみましょう。

- **S** わかりました！

5.1 システマティックレビュー？　メタアナリシス？

S そういえば、『「医療統計」わかりません！！』ではシステマティックレビュー・メタアナリシスって書いてましたけど、意味違うんですか？

A いい質問ですね。はっきり区別されることはあまりなくて、ほぼ同じ意味で使われてしまうんですが、本来は意味が違います。

S どう違うんでしょう？

A まずシステマティックレビューは、「あるテーマに関し、あらかじめ定めた基準に従って論文を収集・吟味した研究」を指します。

システマティックレビュー

あるテーマに関して、あらかじめ定めた基準に従って
論文を収集・吟味した研究

研究結果の統合をしなくても、
システマティックレビューは成立

S 「収集・吟味」すればシステマティックレビューってことは、最後に結果を統合して、効くとか効かないとかの結論は出さなくてもよいってことでしょうか？

A そうですね。例えば「高血圧患者に対する薬 A の心筋梗塞予防効果の RCT を収集した。〇〇の基準を満たす論文が 15 編あった。A が有効とするものが 10 本、無効が 5 本であった」のようなスタイルで、最後に結果を統合しなくても、システマティックレビューとしては成り立ちます。

S せっかく集めたなら、統合すればいいのに…

A たしかに、統合できるのにしないのはもったいない気がしますよね。でも、場合によっては統合することが難しいケースもあるんです。

S 統合が難しいって？

A 集めてきた研究どうしで、あまりに違いが大きすぎると、統合するのは難しくなります。例えば、重症度や年齢層、合併症の有無な

どの患者背景が大きく異なるとか、もともと投与量が違うとか、アウトカムの測り方が異なるとかですね。完全に一致している必要はないのですが、あまりにも違う場合は、一つにまとめるのが難しくなりますね。

(S) わかりました。統合しないでそれぞれの研究の結果を記述するときは、システマティックレビューですね？

(A) そうですね。一方でメタアナリシスは、「集めてきた結果を一つにまとめる」までを含みます。あるいは、「結果を一つにまとめる数学的手法」そのものを指すこともあります。

> **メタアナリシス**
> システマティックレビューから得た複数の研究を統合して
> 一つの結論を導く研究
> （もしくは、「統合する手法」そのもの）
>
> メタアナリシスなら、
> 結果の統合は必須

(S) えーと、どういうことでしょう？

(A) さっきの例で言えば、「基準を満たす15編の論文を統合した結果、薬Aは心筋梗塞を有意に減少させた」という結果まで出すのがメタアナリシスです。これだけでなくて、「15編の論文から得た結果を統合する手法」そのものを、メタアナリシスと呼ぶこともあるんですね。

(S) まとめた研究と、まとめる手法の両方に、メタアナリシスって名前がついてるんですね。じゃあ、論文読んでみたいです！

5.2 メタアナリシスを読んでみる！

(A) 今回紹介するのは、複数の研究を集めてきて、結果を統合したメタアナリシスの論文です。タイトルは
　　"Effects of Blood Pressure Reduction in Mild Hypertension
A Systematic Review and Meta-analysis" ですね。

Sundström J, Arima H, Jackson R, et al.

Effects of Blood Pressure Reduction in Mild Hypertension
A Systematic Review and Meta-analysis

Ann Intern Med. 2015; 162: 184-191.

BACKGROUND

Effects of blood pressure reduction in persons with grade 1 hypertension are unclear.

PURPOSE

To investigate whether pharmacologic blood pressure reduction prevents cardiovascular events and deaths in persons with grade 1 hypertension.

DATA SOURCES

Trials included in the BPLTTC (Blood Pressure Lowering Treatment Trialists' Collaboration) and trials identified from a previous review and electronic database searches.

STUDY SELECTION

Patients without cardiovascular disease with blood pressures in the grade 1 hypertension range (140 to 159/90 to 99 mm Hg) who were randomly assigned to an active (antihypertensive drug or more intensive regimen) or control (placebo or less intensive regimen) blood pressure–lowering regimen.

DATA EXTRACTION

Individual-patient data from BPLTTC trials and aggregate data from other trials were extracted. Risk of bias was assessed for all trials.

DATA SYNTHESIS

Individual-patient data involved 10 comparisons from trials where most patients had diabetes, and aggregate data involved 3 comparisons from trials of patients without diabetes. The average blood pressure reduction was about 3.6/2.4 mm Hg. Over 5 years, ⓔ **odds ratios were 0.86 (95% CI, 0.74 to 1.01) for total cardiovascular events,** 0.72 (CI, 0.55 to 0.94) for strokes, 0.91 (CI, 0.74 to 1.12) for coronary events, 0.80 (CI, 0.57 to 1.12) for heart failure, **0.75 (CI, 0.57 to 0.98) for cardiovascular deaths, and 0.78 (CI, 0.67 to 0.92) for total deaths.** Results were similar in secondary analyses. Withdrawal from treatment due to adverse effects was more common in the active groups.

LIMITATION

Blood pressure reductions and numbers of events were small.

CONCLUSION

Blood pressure–lowering therapy is likely to prevent stroke and death in patients with uncomplicated grade 1 hypertension.

PRIMARY FUNDING SOURCE

Swedish Heart-Lung Foundation, Swedish Research Council, Australian Research Council, and National Health and Medical Research Council of Australia.

From Sundström J, Hisatomi A, Jackson R et al. Effects of Blood Pressure Reduction in Mild Hypertension: A Systematic Review and Meta-analysis. Ann Intern Med. 2015;162(3):184-191. ©American College of Physicians. Reprinted with permission from American College of Physicians.

論文のタイトル
Effects of Blood Pressure Reduction in Mild Hypertension A Systematic Review and Meta-analysis

S　あ、タイトルの後半、「システマティックレビュー and メタアナリシス」ってなってますね。集めてくるだけじゃなくて、統合してひとつの結果を出しましたってことかな？

A　良いところに気付きましたね！　研究デザインは、そのものズバリのメタアナリシスです。まず、PICO を拾えますか？

S　まずタイトル…ですよね。Blood Pressure は血圧、reduction は降下、hypertension は高血圧だから、「誰に対して」のPは Mild Hypertension、軽度高血圧患者ですね？

タイトルから読み取れる "P"	
Patient （患者）	軽度高血圧患者 （Mild Hypertension）

Effects of Blood Pressure Reduction in **Mild Hypertension**
　　　　　　　　　　　　　　　　　　　　　　　　患者 P
A Systematic Review and Meta-analysis.

A　そうですね。丁寧に表現すれば、抄録の Study Selection にある「心血管疾患のないグレード１の高血圧患者」が Patient です。

Ⓐ **Patients without cardiovascular disease with blood pressures in the grade 1 hypertension range**

では、残りはいかがでしょう？

PURPOSE

To (B)<u>investigate whether pharmacologic blood pressure reduction</u> (D)<u>prevents cardiovascular events and deaths in persons</u> with grade 1 hypertension.

(S) どこに書いてあるかな… あ、Purpose の所にありました。pharmacologic blood pressure reduction だから、薬物治療による血圧降下が「何をすると」の介入 Intervention ですね。

> (B)<u>investigate whether pharmacologic blood pressure reduction</u>

(A) Study Selection のところから、比較対照 "C" も見つけられますか？

STUDY SELECTION

(A)<u>Patients without cardiovascular disease with blood pressures in the grade 1 hypertension range</u> (140 to 159/90 to 99 mm Hg) (C)<u>who were randomly assigned to an active</u> (antihypertensive drug or more intensive regimen) **or control** (placebo or less intensive regimen) blood pressure–lowering regimen.

(S) "Study Selection" のところですね？

> (C)<u>who were randomly assigned to an active or control</u> blood pressure–lowering regimen

"randomly assigned to an active or control" で、コントロールの中身は「placebo or less intensive regimen」とありました。

A placeboはそのままプラセボで、"regimen"は「治療戦略」のような意味です。

S 「積極的じゃない治療法」ってことでしょうか？

A そうですね。「薬物治療で積極的に血圧を下げる」が介入 I、「それ以外の治療」が対照 C と考えてもよいでしょう。

"purpose"と"study selection"から読み取った"PIC"	
Patient（患者）	軽度高血圧患者 （心血管疾患のない高血圧患者）
Intervention（介入）	薬物を用いた積極的な降圧治療
Comparator（対照）	それ以外の治療

A さて、アウトカムはどうでしょう？

S 最初の"purpose"には、"cardiovascular events and deaths"を防げるかどうかを見るってありました。

> (D) prevents cardiovascular events and deaths in persons

だから、心血管イベントと、死亡がアウトカムかな？

"purpose" と "study selection" から読み取った "PICO"	
Patient（患者）	軽度高血圧患者（心血管疾患のない高血圧患者）
Intervention（介入）	薬物を用いた積極的な降圧治療
Comparator（対照）	それ以外の治療
Outcome-1	心血管イベント
Outcome-2	死亡

Ⓐ いい調子ですよ。それぞれのアウトカムで、結果の数値を探せますか？ 心血管イベントのほうは、いくつかに分かれていてちょっとややこしいですが…

> **DATA SYNTHESIS**
> Individual-patient data involved 10 comparisons from trials where most patients had diabetes, and aggregate data involved 3 comparisons from trials of patients without diabetes. The average blood pressure reduction was about 3.6/2.4 mm Hg. Over 5 years, Ⓔ **odds ratios were 0.86 (95% CI, 0.74 to 1.01) for total cardiovascular events,** 0.72 (CI, 0.55 to 0.94) for strokes, 0.91 (CI, 0.74 to 1.12) for coronary events, 0.80 (CI, 0.57 to 1.12) for heart failure, **0.75 (CI, 0.57 to 0.98) for cardiovascular deaths, and 0.78 (CI, 0.67 to 0.92) for total deaths.** Results were similar in secondary analyses. Withdrawal from treatment due to adverse effects was more common in the active groups.

Ⓢ やってみます！
　数字は、"Data Synthesis" の真ん中あたりですよね。Odds ratio だからオッズ比で見ていて、心血管イベント全体（total cardiovascular events）だと点推定値が 0.86 だけど、95% 信頼区間は 0.74-1.01 で、1 をちょっとまたいでるから、増やすか減らすか

まだわからない。でも心血管死亡（cardiovascular deaths）と全死亡（total deaths）は、95%信頼区間がそれぞれ0.57-0.98と0.67-0.92で、どちらも1をまたいでいないから、有意に減ってます！

> (E) **odds ratios were 0.86 (95% CI, 0.74 to 1.01) for total cardiovascular events,** 0.72 (CI, 0.55 to 0.94) for strokes, 0.91 (CI, 0.74 to 1.12) for coronary events, 0.80 (CI, 0.57 to 1.12) for heart failure, **0.75 (CI, 0.57 to 0.98) for cardiovascular deaths, and 0.78 (CI, 0.67 to 0.92) for total deaths.**

3つのアウトカム、統合した結果はいかに？（Data synthesis）

アウトカム	オッズ比 点推定値	95% 信頼区間	解釈
心血管イベント	0.86	0.74-1.01 （1またぐ）	有意でない（増やすか減らすかまだ不明）
心血管死亡	0.75	0.57-0.98 （1またがない）	有意に減らす
全死亡	0.78	0.67-0.92 （1またがない）	有意に減らす

■他のアウトカムを統合した結果
脳卒中（Stroke）は有意に減少しています。冠血管イベント（coronary events）および心不全（heart failure）への効果は有意ではありませんでした。

(A) よくできました。では、PICOをまとめ直してみましょう。

(S) はい！

> P：心血管疾患のない軽度高血圧患者に
> I：薬物治療による積極的な血圧降下を行うと
> C：積極治療を行わない場合と比較して
> O：心血管死亡・全死亡のオッズが有意に減少する。
> 　　ただし心血管イベント全体への効果は有意でない

PICO のまとめ	
Patient （患者）	心血管疾患のない軽度高血圧患者に対して
Intervention （介入）	薬物を用いた積極的な降圧治療を行うと
Comparator （対照）	それ以外の治療と比較して
Outcome-1	心血管イベント全体の発症抑制は有意でない
Outcome-2A	心血管死亡のオッズは有意に減少（0.75 倍）
Outcome-2B	全死亡のオッズは有意に減少（0.78 倍）

ですね？

(A) きれいにまとまりましたね！

(S) わーい！ あれ？ でも、PECO だけ見ていると、今までの RCT の論文とそんなに違いがなさそうですね。

(A) その通り、PECO の発想は、RCT でも今回のようなメタアナリシスでも基本的には一緒です。ただ、メタアナリシスの場合は「どうやって論文を取捨選択するか？」や、「集まった論文を、どのように統合するか？」の過程が途中に加わってるんですね。

(S) さっき介入 I や比較対照 C を見つけるときに使った、Study selection の項でしょうか？

(A) そうですね。この論文では、"Data Source" "Study Selection" "Data Extraction" "Data Synthesis" と、抄録もメタアナリシスの流れに沿ってきれいに区切られています。

(S) "Data Source" は元データ、"Study Selection" は研究の取捨選択の基準ってのはすぐわかりましたが、残りの二つはあんまり聞いたことないです。Extraction ってなんでしょう？

(A) メタアナリシスの流れを理解するために、この 4 つの項目をもう少し掘り下げてみましょう。

(S) やってみます！

5.3 メタアナリシス、一歩ずつ

A まずは、データソースですね。メタアナリシスですから、当然すでに行われた研究を集めてくることになりますが、「どこから集めてきた？」に相当する部分です。

> **データソース（data source）とは？**
>
> システマティックレビューに含むべき
> データの検索元

S えーと…"BPLTTC" に含まれた臨床試験と、過去のレビューと、データベースからって書いてありますよ。"BPLTTC" って何かな？

A BPLTTC は、わからなくて当然ですから、ご安心を。これはシステマティックレビューを行う研究グループの名前で、本文中には「集めてきた論文について、論文にあるデータだけでなく個人データまで持っているのが特徴」とあります。

S 個人データを持ってると、何かいいことがありますか？

A 例えば、今欲しいのは合併症のない軽度高血圧の患者のデータですよね。ただ、論文の著者の興味が別の所にあったら、軽度高血圧の患者に絞ったデータが論文中にないこともあり得ます。

S うーん、よくわかりません…

A 「合併症の有無」「高血圧の程度」で、患者が区切られているかどうかは、場合によりけりですよね？

S あ、そうか！ ある論文では合併症の有無だけで分かれてるかもしれないし、別の論文では高血圧の軽重だけかもしれないってことですね。

A そうですね。別のパターンでは、論文によって誰を「軽度高血圧」とみなすかが変わってくることがあります。特に生活習慣病などは、基準値が変更されることも多いので、同じ「軽度高血圧」でも論文の発行年によって定義が変わってしまうことも、少なくありません。

S 個人データにアクセスできれば、同じ患者集団をいろんな論文から拾ってくることができますね！ 何となく、わかってきました。

なぜ、元データ・個人データが必要？
元論文の著者の興味と システマティック・レビューの著者の興味が 一致するとは限らない…

⇩

「合併症のない」「軽度高血圧」の患者に限定した 治療効果のデータが欲しいこともある

⇩

元データがあれば、さまざまな研究から 同じ特性の患者集団に対する効果を抜き出せる

Ⓐ　通常のメタアナリシスでは、元データまでたどりつくことが難しいことも多いんですが、この論文ではそれが実現できています。合わせて、新しい論文を PubMed などのデータベースから拾ってきたわけですね。次は、"Study Selection" です。

Ⓢ　ここは、取捨選択の基準ですよね？　箇条書きにすると、
　　1）心血管疾患がない軽度高血圧の患者を対象とする
　　2）積極薬物治療とそれ以外の治療にランダムに割り付けている
になるかな？　軽度高血圧の人を対象にして、薬物治療の効果を見ている RCT だけを組み込むってことですよね。

システマティックレビューの対象となる臨床試験は？	
その1	心血管疾患のない軽度高血圧の患者を 対象としている
その2	薬物治療群（積極治療群）とそれ以外の群に ランダムに割り付けている
実質的には、軽度高血圧患者への薬物治療の RCT のみが条件をみたす	

Ⓐ　よくできました！　もちろん、「システマティック・レビューに入れるのは必ず RCT でないとダメ」なわけではありませんが、十分に論文数があるのなら、できるだけ質の高い研究に絞るべきですね。

(S) 次が、問題の Extraction です。

(A) "Extraction" は、無理に訳せば「展開」です。基準を満たした論文から、解析に用いるデータを、どのように拾い出してきたか？が述べられているところです。

Data extraction とは？
集めてきた論文から
解析に使う数字をどのように拾ってきたか？

(S) えーと、BPLTTC に関しては個人データが得られてるから、それを使って解析した。それ以外の研究は論文に書いてあるデータで解析したってことかな？

(A) そのとおり、直感で合ってますよ。

(S) わーい！ 次の、"Risk of Bias" って何でしょう？

(A) 簡単に言うと、論文の質をチェックしてるんですね。

(S) 論文の質？ だって、全部 RCT だから、質は高いんじゃ？

(A) たしかに、RCT であれば研究の質は高いです。昔『「医療統計」わかりません！！』でやりましたよね。ただ、例えばブラインド化（盲検化）がされていなかったり、途中で副作用が起きた症例が除外されていたりしたら、バイアスが生まれてしまう可能性が大きくなりますよね？

Risk of Bias の評価とは？
分析に組み込んだ論文の質をチェック
（バイアスが生ずる可能性をチェック）

(S) そうか…「RCT だから問題なし！」とはいかないですね。

(A) RCT だから問題なし、ではなくて、各研究のバイアスの可能性の大小を改めて検討します。それぞれの研究の質を評価して、玉石混淆の状態にならないように考察を加えます。

(S) わかりました！ 論文を探す元が Data Source、探す基準が Study Selection、データを統合する準備が Data Extraction ですね？

■ risk of bias の評価
もっとも質の高いシステマティックレビューであるコクランレビュー（Cochrane Review）のガイドラインでは、「ランダム割付の順序の作成」や「被験者・アウトカム評価者の盲検化」など、7項目についてバイアスの軽重を評価し、最終的に "High risk" "Unclear risk" "Low risk" の3水準に分類することを推奨しています。

(A) うまくまとめられましたね！ そして最後の Data Synthesis で、結果が統合されたわけです。

(S) メタアナリシスの流れが、なんとなく見えてきました！

メタアナリシスの手法のまとめ		
1	Data sources	論文の検索元はどこ？
2	Study selection	論文の選択基準は？
3	Data extraction	論文からの数値の拾い方は？
4	Data synthesis	拾った数値をどうやって統合？

5.4 おわりに

(A) この章では、メタアナリシスの論文をまずナナメ読みしてみました。

(S) 多くの研究をいっぺんに見通せるから、便利そうです！

(A) そうですね。一つ一つの研究を個別に追いかけると、結論が全く見えなくなってしまうので、メタアナリシスはとても役に立ちます。次の章では、メタアナリシスのグラフの読み方をお話ししましょう。

(S) おねがいします！

第6章 メタアナリシスの読み方 その2

6.0 はじめに

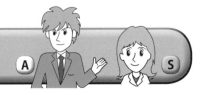

- S　おはようございます！

- A　おはようございます。前回から、複数の研究を統合して一つの結果を出す、メタアナリシスの論文を読んでいます。

- S　軽度の高血圧患者に薬を使った積極的な降圧治療をすると、しない場合と比べて心血管イベントを減らせるかどうか？　っていう研究でした。

PICO のまとめ	
Patient （患者）	心血管疾患のない軽度高血圧患者に対して
Intervention （介入）	薬物を用いた積極的な降圧治療を行うと
Comparator （対照）	それ以外の治療と比較して
Outcome-1	心血管イベント全体の発症抑制は有意でない
Outcome-2A	心血管死亡のオッズは有意に減少（0.75倍）
Outcome-2B	全死亡のオッズは有意に減少（0.78倍）

A 自然とPICOスタイルで説明できるようになりましたね！ いい感じです。

S 確かに、PICOスタイルでまとめると、論文のポイントを短くまとめられた気がします。この前はメタアナリシスの流れの話を聞きましたけど、今日は図表の回ですね？

A そうですね。たくさんの論文から得た情報を一つにまとめるメタアナリシス論文ですと、図表を読めるのと読めないのでは理解のスピードが全く違ってきます。
　　今日は、図表を中心にして、同じ論文を読んでみましょう。

S お願いします！

6.1　集める研究は広い方がいい？　狭い方がいい？

A さて、今回の論文は、図表が3つです。比較的シンプルな構成ですね。

S Table 1は、よく見かける形の表ですよね。Figureは、なんとなく信頼区間っぽいけど、たくさんあってよくわかりません…

A 確かに、"Figure"はごちゃごちゃしてわかりづらそうですよね。でもこの"Figure"こそ、メタアナリシスの肝なんです！ "Figure"の読み方を説明する前に、まずTable 1を読んでみましょうか。

S はい！ Table 1は、RCTの論文でも出てきた、患者背景ですよね？

Table 1. Baseline Characteristics*

Characteristic	Active Groups	Control Groups	Total
BPLTTC trials			
Patients, n	3364	2997	6361
Mean age (SD), y	63.1 (8.6)	64.0 (8.2)	63.5 (8.4)
Female, n (%)	1341 (40)	1203 (40)	2544 (40)
Mean total cholesterol level (SD)			
mmol/L	5.4 (1.2)	5.4 (1.2)	5.4 (1.2)
mg/dL	208.5 (46.3)	208.5 (46.3)	208.5 (46.3)
Mean HDL cholesterol level (SD)			
mmol/L	1.27 (0.52)	1.28 (0.51)	1.27 (0.51)
mg/dL	49.03 (20.08)	49.42 (19.69)	49.03 (19.69)
Smokers, n (%)	481 (15)	462 (16)	943 (16)
Previous antihypertensive treatment, n (%)	1819 (62)	1686 (61)	3505 (61)
Diabetes mellitus, n (%)	3225 (96)	2871 (96)	6096 (96)
Mean BMI (SD), kg/m^2	29.2 (5.1)	29.2 (5.2)	29.2 (5.2)
Mean systolic blood pressure (SD), mm Hg	146 (7)	146 (7)	146 (7)
Mean diastolic blood pressure (SD), mm Hg	84 (8)	83 (8)	84 (8)
Non-BPLTTC trials			
Patients, n	4478	4427	8905
Previous antihypertensive treatment, n (%)	0 (0)	0 (0)	0 (0)
Diabetes mellitus, n (%)	0 (0)	0 (0)	0 (0)
Total patients, n	7842	7424	15 266

BMI = body mass index; BPLTTC = Blood Pressure Lowering Treatment Trialists' Collaboration; HDL = high-density lipoprotein.

(A) そうですね。解析に組み込んだ患者の特性について、全ての試験を足しあわせたスタイルで書いてあります。

(S) BPLTTCとNon-BPLTTCってのは、既にデータを持っていた試験とそうでない試験ってことでしたっけ？

(A) はい。BPLTTCグループの臨床試験は、個々の患者のデータが得られている。これらの臨床試験のデータに、BPLTTC以外の臨床試験のデータを合わせて、統合したのが今回のメタアナリシスでしたね。

(S) なるほど…表からすると、BPLTTCの臨床試験とそうでない臨床試験で、患者背景が少し違いそうですね。

BPLTTC trials	〈介入群〉	〈対照群〉	〈合計〉
Patients, *n*	3364	2997	6361
Mean age (SD), *y*	63.1 (8.6)	64.0 (8.2)	63.5 (8.4)
Female, *n (%)*	1341 (40)	1203 (40)	2544 (40)
Mean total cholesterol level (SD)			
mmol/L	5.4 (1.2)	5.4 (1.2)	5.4 (1.2)
mg/dL	208.5 (46.3)	208.5 (46.3)	208.5 (46.3)
Mean HDL cholesterol level (SD)			
mmol/L	1.27 (0.52)	1.28 (0.51)	1.27 (0.51)
mg/dL	49.03 (20.08)	49.42 (19.69)	49.03 (19.69)
Smokers, *n (%)*	481 (15)	462 (16)	943 (16)
ⓐ Previous antihypertensive treatment, *n (%)*	1819 (62)	1686 (61)	3505 (61)
Diabetes mellitus, *n (%)*	3225 (96)	2871 (96)	6096 (96)
Mean BMI (SD), *kg/m²*	29.2 (5.1)	29.2 (5.2)	29.2 (5.2)
Mean systolic blood pressure (SD), *mm Hg*	146 (7)	146 (7)	146 (7)
Mean diastolic blood pressure (SD), *mm Hg*	84 (8)	83 (8)	84 (8)
ⓑ **Non-BPLTTC trials**			
Patients, *n*	4478	4427	8905
Previous antihypertensive treatment, *n (%)*	0 (0)	0 (0)	0 (0)
Diabetes mellitus, *n (%)*	0 (0)	0 (0)	0 (0)
Total patients, *n*	7842	7424	15 266

Ⓐ　いいところに気がつきました．どこが違いそうですか？

Ⓢ　Non-BPLTTC の患者は、"previous antihypertensive treatment" と "Diabetes Mellitus" がどっちも 0% です．高血圧の治療を受けたこともないし、糖尿病の人もいないってことですよね．

ⓑ **Non-BPLTTC trials**			
Patients, *n*	4478	4427	8905
Previous antihypertensive treatment, *n (%)*	0 (0)	0 (0)	0 (0)
Diabetes mellitus, *n (%)*	0 (0)	0 (0)	0 (0)

Ⓐ　BPLTTC の患者だと、同じ項目はどうなってるでしょう？

Ⓢ　ちょうど 5 行上にあったかな？

ⓐ Previous antihypertensive treatment, *n (%)*	1819 (62)	1686 (61)	3505 (61)
Diabetes mellitus, *n (%)*	3225 (96)	2871 (96)	6096 (96)

　高血圧の治療経験が 61-62%、糖尿病患者は…96%！　ほとんどの人が糖尿病患者なんですね．

臨床試験	降圧治療の経験	糖尿病発症者の割合
BPLTTC の臨床試験	61-62%	96%
それ以外の臨床試験	0%	0%

Ⓐ　BPLTTC は、ほとんど糖尿病の患者で、高血圧の治療経験がある人が多い。一方 Non-BPLTTC は、糖尿病も高血圧治療経験もない人が 100%。患者背景がずいぶん違う人を統合した理由は、何か考えつきますか？

Ⓢ　うーん…できるだけ背景が揃ってたほうが、統合もしやすいと思うんですが…よくわかりません。

Ⓐ　ちょっと裏から考えてみましょう。例えば BPLTTC の結果だけを統合して、心血管イベントを減らせるって結論が出たとしたら、PECO 形式はどうなりますか？

Ⓢ　え？　さっきと同じですよね？　P は、軽度高血圧の患者で…あ！　全部の試験が糖尿病の患者なら、「軽度高血圧の糖尿病患者」ってしないといけないですね。

Ⓐ　よく気付きましたね！　集めてきた試験の被験者がすべて糖尿病患者だとしたら、糖尿病をもたない患者に結果をそのまま当てはめるのはちょっと無理がありますよね。

Ⓢ　軽度高血圧の患者には、糖尿病の人もそうでない人もいるし、治療経験のある人もない人もいる。いろんな人を対象にした試験を集めてこないと、「軽度高血圧の人」全体への効果はわからないってことですね。

「軽度高血圧の患者」に対する効果を示すには？
軽度高血圧かつ糖尿病の人も、軽度高血圧だけの人も、ほどよく両方含む必要あり

Ⓐ　その通りです。『「医療統計」わかりません!!』『わかってきたかも!?「医療統計」』でお話しした代表性（対象となる患者すべてを網羅できているか？）の話と同じですよ。さらに、「研究結果を自分が興味のある患者集団に当てはめてよいか？」を考えるときに

も、どんな患者が対象に入っているかは重要になりますよ。

Ⓢ　いろんな人が入ってるからこそ、結果もいろんな人に当てはめられるってことですね。よくわかりました！　でも、分析に含めた研究があまりにバラバラだとしたら、そもそもメタアナリシスで統合していいんでしょうか？

Ⓐ　とてもいい質問ですね。多様な試験を組み込むことは、結果を解釈するときにはプラスに働きますが、反面試験間で結果が変わってしまうリスクも高くなります。組み込んだ試験どうしで治療効果が変わってしまうことを、異質性（heterogeneity）と呼びます。

メタアナリシスの異質性
（heterogeneity）

解析に組み込んだ試験の間で、もともと治療効果が異なる

Ⓢ　異質性が高かったら、結果を統合するのはちょっと無茶ってなりますかね？

Ⓐ　そうですね。ある程度の大きさの異質性であれば、異質性を考慮しつつ結果を統合できる手法があります。詳しいことは省略しますが、この論文でもそうした手法が使われていますよ。

Ⓢ　範囲を拡げすぎると、異質性の問題が出てくる。範囲を狭くすると、結果を当てはめづらくなる。バランスをとるのが、なかなか難しそうですね。

Ⓐ　だからこそ、前回お話しした "Study Selection" がとっても大事なんです。どのような研究を組み入れて、どのような研究を除外するのか。一見素通りしてしまいがちですが、しっかり考えないといけないところですよ。

■**メタアナリシスでの異質性の考慮**

メタアナリシスの結果の統合法には、大きく分けて**固定効果モデル**（fixed-effect model）と**変量効果モデル**（random-effect model）の2つがあります。前者は、どの試験でも治療効果は一定で、偶然による誤差だけが発生すると仮定します。後者は、試験ごとに治療効果はもともと少しずつ異なっていて、さらに偶然の誤差が上乗せされると仮定します。
異質性が大きいときは、試験ごとに結果も異なると考えて、変量効果モデルを当てはめるのが原則です。最終結果の信頼区間は、変量効果モデルのほうが若干広く（有意になりにくく）なるのが一般的です。

研究の組み入れ基準と異質性の関係は？			
組み入れ基準	論文数	異質性	結果のあてはめ
広い（ゆるめ）	多い	高い	広範な患者集団
狭い（厳しめ）	少ない	低い	狭い患者集団

(S) わかりました！

6.2 取捨選択の流れはどこに？

(S) どのような研究を集めてくるかが大事だってのは、何となくわかりました。でも Table 1 って、全部の研究がまとまっちゃってますよね。それぞれどんな研究だったのかとか、どんな流れで研究を選んだのかも、見てみたいです。

(A) たしかに Table 1 だけだと、細かい結果はわかりませんね。

(S) じゃあ、本文読まないとダメですか？

(A) ご安心を。Appendix の表には、知りたい情報がまとまっていますよ。

(S) よかった！ Appendix 1 が、試験ごとのまとめですね。Appendix Figure 1 は、RCT のフローチャートに似てるかな？

(A) Appendix Figure 1 が、まさに取捨選択のプロセスに対応します。

Appendix Figure 1. Summary of evidence search and selection.

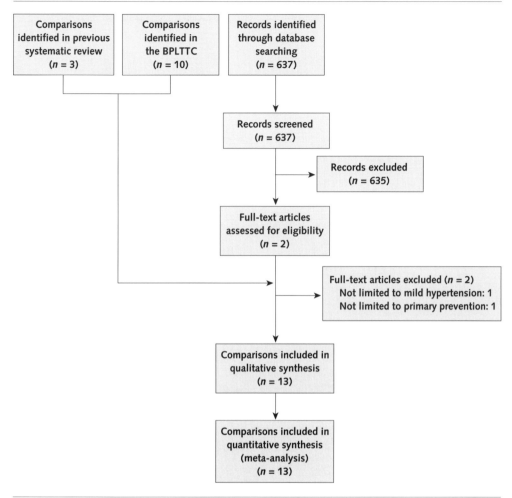

BPLTTC = Blood Pressure Lowering Treatment Trialists' Collaboration.

　一番上を見ますと、過去のシステマティック・レビューから特定した試験が 3 本、BPLTTC に含まれている試験が 10 本。さらに別途検索をして、637 本の論文が見つかっています。

(S)　637 本も!?　抄録読むだけでも大変そうです…

(A)　ご安心を。少し下を見ると、637 本中 635 本は、抄録段階で落とされてますね。

(S)　1% 以下に減っちゃったんですね…どうしてそんなに少ないんでしょう？

(A)　一概には言えませんが、システマティックレビューを実施するときに、PubMed などのデータベースを検索して最初に引っかかってくる数は、1,000 件を超えることも珍しくありません。

(S)　1,000 件も！

Ⓐ あくまで最初は、ですよ。その後に抄録やタイトルを読み込んでいくと、今の例のように、異なる疾患の試験だったり、研究デザインが違っていたり、アウトカム指標が違っていたり、単に薬物動態を見る試験だったりで、かなりの数が脱落していきます。丁寧な論文ならば、フローチャートの "excluded" の下に除外された理由が明示されているので、どんな理由で落とされたのかを追跡することができます。

Ⓢ "Full text article…" ってのは、抄録だけじゃなくて原論文をチェックしたってことですね。それが 2 件だけど、両方とも落とされちゃったのかな？

Ⓐ ちょっと残念ですが、1 件は「軽度高血圧以外の患者が含まれる」・もう 1 件は「一次予防ではない（再発予防が含まれる）」で落とされちゃいましたね。結局は、BPLTTC の 10 件と、過去に行われたシステマティックレビューに含まれていた 3 件がデータの統合に使われたことになります。

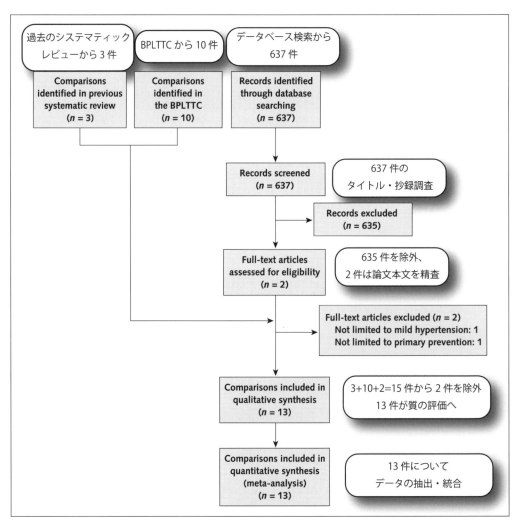

- Ⓢ 取捨選択の流れが、フローチャートを読むと見えてきました！

- Ⓐ では、いよいよ結果を見てみましょう。結果は、Figure ですね。

6.3　木を見て森も見る——メタアナリシスの forest plot

- Ⓢ なんとなく信頼区間っぽい線が、たくさん並んでます。"CVD Events" "Coronary Events" とか書いてあるから、アウトカムごとにまとまってるんですかね？

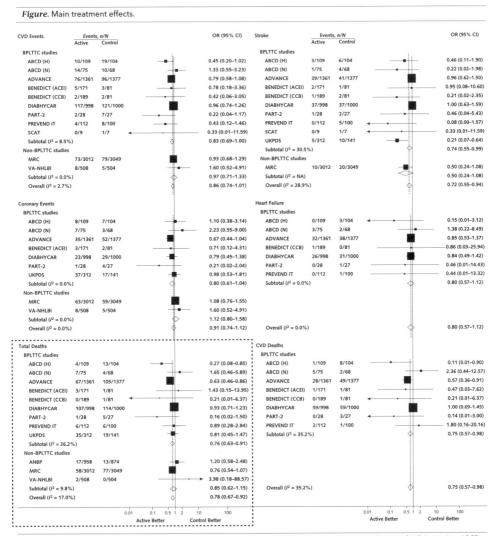

Figure. Main treatment effects.

The difference in average achieved blood pressure between active and control groups in the BPLTTC studies was 3.6/2.4 mm Hg. ABCD = Appropriate Blood Pressure Control in Diabetes; ACEI = angiotensin-converting enzyme inhibitor; ADVANCE = Action in Diabetes and Vascular Disease: Preterax and Diamicron MR Controlled Evaluation; ANBP = Australian National Blood Pressure Study; BENEDICT = Bergamo Nephrologic Diabetes Complications Trial; BPLTTC = Blood Pressure Lowering Treatment Trialists' Collaboration; CCB = calcium-channel blocker; CVD = cardiovascular disease; DIABHYCAR = Non-insulin-dependent Diabetes, Hypertension, Microalbuminuria or Proteinuria, Cardiovascular Events, and Ramipril; H = hypertensive sample; MRC = Medical Research Council Trial of Treatment of Mild Hypertension; N = normotensive sample; NA = not applicable; OR = odds ratio; PART-2 = Prevention of Atherosclerosis with Ramipril; PREVEND IT = Prevention of Renal and Vascular End-Stage Disease Intervention Trial; SCAT = Simvastatin/Enalapril Coronary Atherosclerosis Trial; UKPDS = U.K. Prospective Diabetes Study; VA-NHLBI = Veterans Administration-National Heart, Lung, and Blood Institute Feasibility Trial.

Ⓐ その通りです。図の見方はどのアウトカムでも一緒なので、左下の "Total Deaths"、全死亡を例にとりましょう。

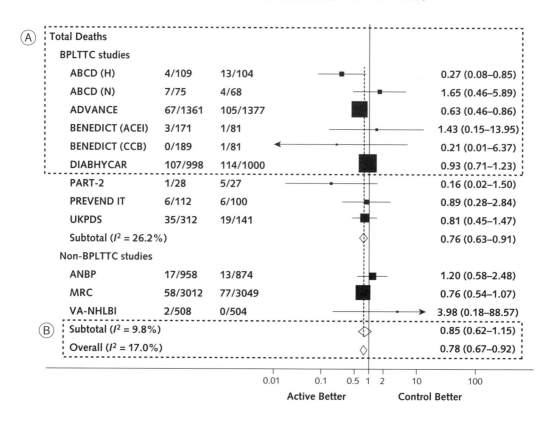

Ⓢ BPLTTC studies と Non-BPLTTC studies に分かれてるのは、各試験の結果でしょうか？

Ⓐ そうですね。まずこのグラフの名前ですが、"フォレストプロット" と呼ばれます。

Ⓢ フォレスト…森ですか？

Ⓐ はい。真ん中に一本線が通っていて、そこから左右に枝が伸びてるように見えるってことで、フォレストプロットって言うんです。

Ⓢ 木が一本しか生えてないですけど…

Ⓐ うーん、たくさんアウトカムがあれば、森に見えなくもないってことで、勘弁して下さい…

Ⓢ だいぶ苦しいけど、とりあえず木だって思うようにします！ 真ん中の一本線はなんでしょう？

Ⓐ 根元にあたる部分、何て書いてありますか？

S 真ん中が "1" で、左が 0.5, 0.1… と小さくなって、"Active Better"。右は 2,10,100 と大きくなって、"Control Better" です。介入群有利と、対照群有利かな？

A 今回の研究では、オッズ比 OR で効果を測っています。もし介入と対照で差がなかったら、オッズ比はいくつになるでしょう？

S 差がなければ、介入群オッズ＝対照群オッズのはずだから、1倍ですよね。…あ、だから真ん中が1なんだ！

A その通りです。オッズ比 OR やリスク比 RR なら、「差がなし」＝「1倍」ですから、真ん中は1.0。差の RD ならば、「差がなし」＝「差がゼロ」なので、真ん中は0になります。では、介入群の方が効いてるとしたら？

S えーと、増えた方がいいのかな？ 減った方がいいのかな？

A アウトカム指標は、全死亡でしたよね。

S あ、それなら、減らした方が嬉しいですね。だから、オッズ比が1より小さくなってる左側が "Active Better"。オッズ比が1より大きくなって、全死亡が増える右側が "Placebo Better" なんですね！

オッズ比の数値と介入の優劣の関係は？ （全死亡のオッズ比）	
1より小さい （中央線より左）	介入群の方が死亡しにくい （介入群のほうが優れている）
ちょうど1 （中央線上）	死亡は両群で同じ （どちらも同等）
1より大きい （中央線より右）	対照群の方が死亡しにくい （対照群の方が優れている）
「良くない」アウトカムなので、 1より小さい方が優れている（better）	

■「よい」アウトカムのときのオッズ比・リスク比の見方
「救命できた」「治癒した」のような「良い」アウトカムの場合は、介入のオッズ比やリスク比が1を越えれば「治癒しやすい→優れている」、1を下回れば「治癒しにくい→劣っている（プラセボの方が優れている）」となります。

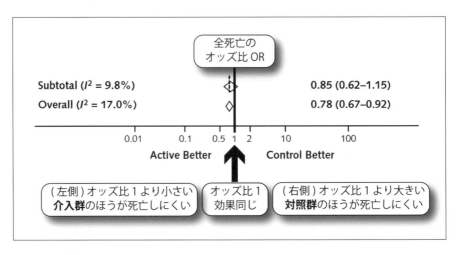

- Ⓐ よくできました！ では、それぞれの枝はどうでしょう？

- Ⓢ 左に試験の名前がついてるから、各試験の結果かな？

- Ⓐ そうですね。例えば一番上は、ABCD 試験の結果で、"Events - Active" が 4/109、"Events-Control" が 13/104 ですから…

- Ⓢ 積極治療では 109 人中 4 人が、通常治療では 104 人中 13 人が死亡したってことですね？

- Ⓐ いい調子ですね。右の 0.27（0.08 - 0.85）はなんでしょう？

- Ⓢ 一番上を見ると、OR（95%CI）だから、オッズ比 OR の点推定値が 0.27 で、95% 信頼区間が 0.08 から 0.85 かな？ 素の値が 0.27 倍で、幅を持たせたときにうまく行けば 0.08 倍まで減らせて、悪くても 0.85 倍だから、全死亡のリスクを減らすと言えそうです！

- Ⓐ 解釈も慣れてきましたね！ 「枝」は、最後に示してもらった、オッズ比とその 95% 信頼区間を示しています。

- Ⓢ なるほど、左端が 0.08、右端が 0.85 で、真ん中の幹 1.0 をまたいでないから、有意に下げるってことですね。真ん中の■は、点推定値ですか？

- Ⓐ その通り、点推定値ですよ。

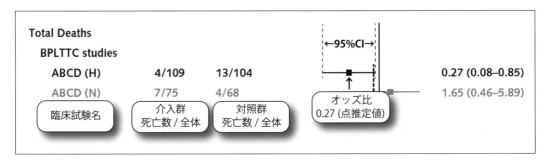

S　わーい！　あれ？　点推定値の■、ABCD 試験は小さいけど、ADVANCE 試験とか DIABHYCAR 試験はずいぶん大きいです。印刷ミス？

A　印刷ミスじゃなくて、ちゃんと意味がありますよ。■の大きさは、それぞれの研究の重みを表しています。

S　重みって、なんでしょう？

A　例えば今の ABCD（H）試験と ADVANCE 試験、症例数はどうなっていますか？

S　介入群で見ると、ABCD 試験は 109 人、ADVANCE 試験は 1,361 人！　10 倍以上違います。あ、だから ADVANCE 試験のほうが重みが大きい？

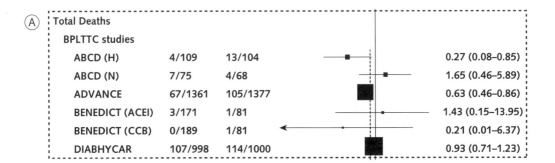

A　もちろん症例数だけで決まるわけではないんですが、一般的には症例数が多い試験の方が、より大きな重みがついて、■のサイズが大きくなります。

フォレストプロットの「枝」（横棒）の解釈	
枝の意味	メタアナリシスに組み込まれた 1 つ 1 つの臨床試験
枝の横幅	各臨床試験の 95% 信頼区間
枝の中央の■	各臨床試験の点推定値
■の大きさ	各臨床試験の重み（一般には、症例数多いほど大）

S　なんとなく分かりましたけど、どうして重みが変わるんでしょう？

Ⓐ　正確に説明するのは難しいんですが、例えば「10人中4人に効きました」って研究と、「1万人中4,000人に効きました」って研究をくらべたら、後者のほうがあいまいさが小さくなってると思いませんか？

Ⓢ　そうか…全部の研究を同じ重みで扱ったら、むしろ「10人中4人」のインパクトが大きくなり過ぎちゃいますね。

Ⓐ　そうですね、ABCD（H）試験からUKPDS試験まで、BPLTTC試験の結果が重み付きでまとめられて、次のSubtotalに続きます。

Ⓢ　Subtotalってくらいだから、今までの試験を統合した結果ですね？

Ⓐ　はい。統合した結果は、直線ではなくて、ひし形で表現されます。

Ⓢ　統合した結果は0.76で、95%信頼区間が0.63から0.91。1.0倍の幹をまたいでないから、「有意に下げる」と言えそうです！

Ⓐ　よくできました！　ちょっと小さくて見づらいですが、ひし形の右端と左端は、やはり95%信頼区間に対応しています。ですから、ひし形と中央の幹が重なっているかどうかで、有意かどうかが判定できますよ。

Ⓢ　枝の直線だけじゃなくて、統合したひし形も、95%信頼区間を表現してるんですね！　…あれ、カッコに書いてある"I^2=26.2%"ってのは、なんでしょう？

Ⓐ　こちらは、始めに説明した異質性（heterogeneity）に関する指標です。計算法は省略しますが、I^2（I 2乗値）が1に近ければ、「大きな異質性がある」。0に近ければ、「異質性は小さい」と言えます。

> ■各研究の重み付けの方法
> 古典的な方法では、各研究の効果量（平均値の差など）の分散の逆数で重み付けをします。一般的には症例数の多い研究の方がばらつき＝分散も小さくなるため、その逆数で定義される「重み」は大きくなります。

I^2（I2乗値）と異質性	
I2乗値が大きい	異質性は大きい （そのまま統合すると問題あり）
I2乗値が小さい	異質性は小さい （そのまま統合してよい）

(S) 26.2%だから、それほど大きくはない、研究間で効き目の差はそれほどないってことですね！

(A) その通りです。BPLTTC以外の3つの研究の結果も、読み取れますか？

(B)
```
Subtotal (I² = 9.8%)                    ◇           0.85 (0.62–1.15)
Overall (I² = 17.0%)                    ◇           0.78 (0.67–0.92)
```

(S) はい！ ANBP試験・MRC試験・VA-NHLBI試験、3つをまとめた結果が下から2行目のSubtotalで、点推定値0.85、95%信頼区間が0.62から1.15です。
　ひし形が幹をまたいでるから、全死亡を増やすか減らすかはわからないってことですよね？

(A) 読み方、慣れてきましたね！　最後のOverallが、13本の研究をまとめた結果です。

(S) 点推定値0.78倍、95%信頼区間が0.67倍から0.92倍だから、全部の研究をまとめた結果は…

(A) PICO形式に直してみましょうか。

(S) 「軽度高血圧の患者に、降圧剤を使った積極的な治療をすると、しない場合と比較して、全死亡のリスクが0.78倍になる」です！

(A) よくできました！

6.4 おわりに

(S) メタアナリシスのグラフの読み方、だいぶ分かってきた気がします。変な絵だなー…ぐらいしか思ってなかったけど、フローチャートとフォレストプロットだけで、だいたいの情報は読み取れちゃうんですね。

(A) メタアナリシスこそ、論文のナナメ読みが最も威力を発揮する領域です。やみくもに論文を読むより、しっかりしたメタアナリシスを「ナナメ読み」した方が、はるかに多くの情報を得られますよ。

(S) メタアナリシスまで来て、次は何の論文でしょう？

(A) 次回からは、観察研究の論文をナナメ読みしてみましょう。

(S) よろしくおねがいします！

PICO のまとめ	
Patient（患者）	心血管疾患のない軽度高血圧患者に対して
Intervention（介入）	薬物を用いた積極的な降圧治療を行うと
Comparator（対照）	それ以外の治療と比較して
Outcome	全死亡のオッズが 0.78 倍に有意に減少

第7章 コホート研究の読み方 その1

7.0 はじめに

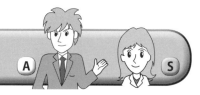

- **S** おはようございます！

- **A** おはようございます。前回まで、RCTやメタアナリシスの論文を読んできましたね。

- **S** いろんな領域の論文が出てきましたけど、拾い読みすべき所とか、表の読み方とか、どの論文にも共通するところが多いんですね。なんとなく、読みこなせる気がしてきました！

- **A** PECOを拾えば概要が理解できるのは、RCTでもメタアナリシスでも一緒です。今回と次回は、少し趣向を変えて、後向きの観察研究の論文を読んでみましょう。

- **S** 後向きってのは、過去にさかのぼって分析する研究でしたっけ？

- **A** 久しぶりに出てきたことばですが、ちゃんと覚えてましたね！
RCTのような、「今」介入をして、「将来」の結果を見る研究が前向き研究。一方で症例対照研究のように、「今」病気を発症した人と発症していない人を連れてきて、「過去」の生活習慣を見る研究が後向き研究です。

前向き研究？　後向き研究？	
前向き 研究	今から将来に向かって研究 （介入を今実施→1年後の効果を評価など）
後向き 研究	今から過去に向かって研究 （今病気にかかった人の、 過去の生活習慣を評価など）
時間の進み方と同じ方向：前向き研究 逆の方向：後向き研究	

(S) 後向きの研究だと、読み方が変わりますか？

(A) いや、PECOの原則は後向きでも変わりませんから、同じように読むことができますよ。今回用意したのは、後向き研究でロジスティック回帰を行った研究です。ロジスティック回帰、覚えてますか？

(S) えーと、薬が効くかどうかに、どんな因子が影響するかとかを調べる回帰でしたっけ？

ロジスティック回帰とは？
複数の要因が、あるなしデータに及ぼす影響を評価
あるなしデータ：薬が効くか効かないか イベントが起こるか起こらないか

(A) なかなかいい感じですね。「効く・効かない」とか、「病気になる・ならない」のような、あるなしデータで表現できる現象に、どんな因子がどれだけ影響しているかを調べる分析です。

(S) 思い出してきました！　連続データだったら重回帰、あるなしデータだったらロジスティック回帰ですよね。

ロジスティック回帰と重回帰	
さまざまな要因が…	
ロジスティック回帰	あるなしデータに及ぼす影響を評価
重回帰	連続データに及ぼす影響を評価

(A) その通り、だんだん記憶が戻ってきましたか？ では、論文を読んでみましょう。論文はこちらです。（次のページをご覧下さい。）

7.1 観察研究、注意すべきポイントは？

(S) 今までとだいぶ違う論文ですね！ evacuation は避難だから、「原発事故後の避難の有無が、成人の健康状態に与える影響」でしょうか。タイトルにも "retrospective analysis" と、「後向き研究」が入っていますね。

(A) タイトルに研究の方向性が書いてあると、どのようなデザインなのかをイメージしやすくなりますね。タイトルから、PECO を取り出せますか？

(S) ええと…P と E と C あたりは、「原発事故後の避難」で始まるから、たぶん避難した人とそうでない人の比較だと思うんですが、アウトカム O が "Chronic health" って、ちょっと大ざっぱな感じがします。

(A) これまで見てきた前向きの RCT や、そのメタアナリシスでも、さまざまなアウトカム指標を同時に評価している論文がありました。今回のような後向きの観察研究ですと、多種多様なアウトカムが出てくることは珍しくありません。

(S) 観察研究だと、アウトカムが多様になる？ どうして？

■この章で扱う研究は、研究者が避難するかしないかを指示したのではなく、「避難した人」と「避難しなかった人」を事後的に比較した観察研究です。そのため、介入 Intervention ではなく曝露 Exposure を使っています。

Nomura S, Blangiado M, Tsubokura M, et al.

Postnuclear disaster evacuation and chronic health in adults in Fukushima, Japan: a long-term retrospective analysis

BMJ Open. 2016; 6(2): e010080.

ABSTRACT

OBJECTIVE

Japan's 2011 Fukushima Daiichi Nuclear Power Plant incident required the evacuation of over a million people, creating a large displaced population with potentially increased vulnerability in terms of chronic health conditions. (A) **We assessed the long-term impact of evacuation on diabetes, hyperlipidaemia and hypertension.**

PARTICIPANTS

We considered participants in (B) **annual public health check-ups from 2008 to 2014,** administrated by Minamisoma City and Soma City, located about 10–50 km from the Fukushima nuclear plant.

METHODS

Disease risks, measured in terms of (C) **pre-incident and post-incident** relative risks, were (D) **examined and compared between evacuees and non-evacuees/ temporary-evacuees.** (E) **We also constructed logistic regression models to assess the impact of evacuation on the disease risks** adjusted for covariates.

RESULTS

(F) Data from a total of 6406 individuals aged 40–74 years who participated in the check-ups both at baseline (2008–2010) and in one or more post-incident years were analysed. (G) Regardless of evacuation, significant post-incident increases in risk were observed for diabetes and hyperlipidaemia (relative risk: 1.27–1.60 and 1.12–1.30, respectively, depending on evacuation status and post-incident year). After adjustment for covariates, the increase in hyperlipidaemia was significantly greater among evacuees than among non-evacuees/temporaryevacuees (OR 1.18, 95% CI 1.06 to 1.32, p<0.01).

CONCLUSIONS

The singularity of this study is that evacuation following the Fukushima disaster was found to be associated with a small increase in long-term hyperlipidaemia risk in adults. Our findings help identify discussion points on disaster planning, including preparedness, response and recovery measures, applicable to future disasters requiring mass evacuation.

From Nomura S, Blangiardo M, Tsubokura M, et al. Postnuclear disaster evacuation and chronic health in adults in Fukushima, Japan: a long-term retrospective analysis. BMJ Open. 2016 Feb 4;6(2). ©BMJ publishing group. Reprinted with permission from BMJ publishing group.

フルテキスト URL：http://bmjopen.bmj.com/content/6/2/e010080.full

■介入研究と観察研究
観察研究の対義語にあたるのが、介入研究です。これまで「介入研究」と「観察研究」の区別は、「対象集団をある介入を受けるグループと受けないグループの2つ以上に分けて追跡するのが介入研究、グループ分けをせずに日常行動などを追跡するのが観察研究」とされてきました。しかし新たな倫理指針（人を対象とする医学系研究に関する倫理指針、2015）では、全く新規の医療行為を研究目的で行う場合には、グループ分けを伴わなくても介入研究に分類する、とされています。

Ⓐ わかりやすく、前向き研究と比較してみましょうか。前向きの介入研究ですと、「この薬の心血管イベントの抑制効果を見たい」とか、「この手術の治療効果を評価したい」とか、もともと何を評価したいかがある程度定まっていることが多いです。

Ⓢ そうすると、アウトカムの範囲は狭くなるってことですかね？

Ⓐ はい、あらかじめ焦点を絞った研究ができるので、狭くなりますよ。一方で観察研究の場合は、前向きであれ後向きであれ、ある程度探索的な研究になることが少なくありません。

Ⓢ 探索的って？

Ⓐ 「心血管イベントが増えるかどうかを見たい」とか、「胃がんの発症が増えるかどうかを見たい」のように、はっきりとテーマが定まっていない状況での研究です。今回の例であれば、「原発事故後に避難したかしないか」が健康状態に影響するかどうかを見たい。ただ、あらかじめ特定の病気に絞り込んではいないんです。

介入研究と観察研究の違い	
介入研究	評価のターゲットが定まっている（特定の病気など）
観察研究	評価のターゲットがやや広め（複数の病気を同時評価）

■介入研究でも複数のアウトカムを評価する研究や、観察研究でも一つの病気の一つのアウトカムに絞った研究ももちろん存在します。あくまで、一般的なターゲットの大小を説明しています。

Ⓢ なるほど、要因は一つだけど、評価したい影響がたくさんあるってことですね！

Ⓐ 今回の場合は、少なくとも要因は「避難」に絞り込めました。ただ、研究によっては、要因も複数になることがあり得ます。

Ⓢ どんな場合でしょう？

Ⓐ 例えば大規模のコホート研究を行って、さまざまな生活習慣を記録しつつ、病気の発症傾向を追跡することを考えます。病気の発症に影響しそうな生活習慣って、どんなものが考えられますか？

S 病気に関わりそうな生活習慣ですよね？ お酒とか、たばことか、運動とか？

A いろいろ、出てきますよね。コホート研究を実施するときに、初めから一つの習慣だけを記録するのでなくて、飲酒や喫煙、運動習慣、さらには食習慣など、影響がありそうな要因は多めにとっておいた方が、情報量は増えていきます。

コホート研究では…	
要因	多種多様な生活習慣 （喫煙・飲酒・食事・運動 etc）
アウトカム	多種多様な疾患 （各種がん・心疾患・脳血管疾患 etc）
1要因と1アウトカムで、PECOが1つずつできる （必ずしも全部を網羅するわけではない）	

S そうすると、要因も複数になって、アウトカムもがんとか心疾患とか脳血管疾患とか、複数見ることになりますか？ 要因とアウトカムを組み合わせると、何十通りにもなりそうです…

A もちろん、一つの論文で全ての組み合わせを扱うわけではありません。「喫煙の胃がん発症への影響」のように、たくさんある組み合わせの中から要因もアウトカムも一つに絞り込んでしまえば、シンプルな PECO 形式にまとめることができます。ただ、今回の研究のように「一つの要因で複数のアウトカム」のような例も多くあるので、その時は PECO を拾い出すときに少し注意する必要がありますね。

S わかりました！

■介入研究は現在から将来へ向かって介入の効き目を測る「前向き研究」になります。
一方で観察研究は、「現在の生活習慣」が「将来の病気発症」にどのように影響するかを評価するスタイルならば前向き研究・「過去の生活習慣」が「現在の病気発症」にどのように影響したかを評価するスタイルならば後向き研究と、前向き・後向き双方の形態があります。

7.2 アウトカムはなんだろう？

Ⓐ では、PECO を拾いながら、抄録を読み進めていきましょう。まずは、目的（Objective）ですね。

OBJECTIVE

Japan's 2011 Fukushima Daiichi Nuclear Power Plant incident required the evacuation of over a million people, creating a large displaced population with potentially increased vulnerability in terms of chronic health conditions. Ⓐ **We assessed the long-term impact of evacuation on diabetes, hyperlipidaemia and hypertension.**

Ⓢ はい！ 地震と原発事故に伴って避難を強いられると、健康状態が悪化する可能性がある。避難の健康面への影響を、diabetes 糖尿病、hyperlipidaemia 高脂血症、hypertension 高血圧の三点から分析したってことですね。タイトルは chronic health だったから、うまく読み取れなかったけど、PECO の O は糖尿病・高脂血症・高血圧の3つだったんですね。

> Ⓐ **We assessed the long-term impact of evacuation on diabetes, hyperlipidaemia and hypertension.**

この研究のアウトカム「chronic health」とは？	
Outcome-1	糖尿病（diabetes）
Outcome-2	高脂血症（hyperlipidaemia）
Outcome-3	高血圧（hypertension）

Ⓐ そうですね。ちょっと無理して一つにまとめるなら、生活習慣病

でしょうかね。次は、Participants です。

PARTICIPANTS

We considered participants in ₍B₎<u>annual public health check-ups from 2008 to 2014,</u> administered by Minamisoma City and Soma City, located about 10–50 km from the Fukushima nuclear plant.

Ⓢ　これは、そのまま P に使えそうですね。public health check-up って何だろう？

> ₍B₎<u>annual public health check-ups from 2008 to 2014,</u>

Ⓐ　health check-up や medical check-up は、健康診断ですね。

Ⓢ　じゃあ、2008 年から 2014 年までの間に、南相馬市と相馬市で健康診断を受けた人かな？　健康診断って何歳の人が対象なんでしょう？

Ⓐ　いいところに気がつきましたね！　本文中には書いてありますが、ここでの健康診断は、40 歳から 74 歳までの人が受ける特定健診をさしています。

Ⓢ　特定健診？

Ⓐ　あまりなじみがないかも知れませんが、「メタボ健診」とか聞いたことないですか？

Ⓢ　あ、聞いたことあるかも！　お腹回りを測るんでしたっけ？

Ⓐ　そうですそうです。40 歳から 74 歳までの人全員を対象に診断を実施します。お腹回り、すなわち腹囲と BMI が基準を上回っている人は、血圧や血糖、脂質レベルや喫煙習慣などで「危なっかしさ」のグループ分けをして、さらにきめ細かい指導を行う…というしくみです。

Ⓢ　なるほど、血圧とか血糖とか脂質の値があれば、生活習慣病があるかどうかもわかりそうですね！

Ⓐ 　今回の調査でも、健康診断を受けた結果の値がアウトカムを捕捉することに役立っています。RCT のような介入研究と違って観察研究は、カルテなどまでさかのぼって調査することは難しいことも多いです。だから、病気が発症しているかどうかを後からでも判定できる健康診断のようなデータは、かなり貴重なんですね。PECO では、そのまま「健康診断」にしておきましょう。

Ⓢ 　わかりました！　とりあえず P は、「2008 年から 2014 年に南相馬市・相馬市で健康診断を受診した人」ですね。次は、Methods かな？

この研究の参加者（Participant）	
Participant	2008-2014 年の南相馬市・相馬市での健康診断受診者

Ⓐ 　はい、Methods を読んでみましょう！

7.3　避難と地震、双方の影響は?

METHODS

Disease risks, measured in terms of Ⓒ**pre-incident and post-incident** relative risks, were Ⓓ**examined and compared between evacuees and non-evacuees/temporary-evacuees.** Ⓔ**We also constructed logistic regression models to assess the impact of evacuation on the disease risks** adjusted for covariates.

Ⓢ 　Methods は…pre-incident と post-incident の relative risk って書いてあります。relative risk は、相対リスク（リスク比）ですよね。incident は、罹患？

> ⓒpre-incident and post-incident

Ⓐ incident がすぐに「罹患」と訳せるのは立派ですが、「病気の罹患前後のリスク比」って考えると意味がわからなくなってしまいますね。

Ⓢ 病気にかかる前と後での、病気発症のリスク比じゃ、確かによくわからないです。

Ⓐ "pre-" と "post-" に注意しましょう。発生の前後で、病気のリスクに影響しそうなものといったら…

Ⓢ あ、そうか！ incident は、地震の発生ですね？ 地震の前と後で、生活習慣病のリスクがどのくらい変化したかを見るってことか…。

　続きは、

> ⓓexamined and compared between evacuees and non-evacuees/temporary-evacuees.

ってあります。evacuee は、避難した人だから、避難した人としてない人との比較ですよね？ あれ、「地震の前後」と「避難した人とそうでない人」、二つの比較があるってことでしょうか？

Ⓐ 今回のメインテーマは、論文タイトルにあるように「避難した人とそうでない人の比較」です。でも、地震前後で生活習慣病のリスクが減ったかどうかもやはり興味がある…ということで、「避難した人の、地震前後での生活習慣病のリスク比」「避難していない人の、地震前後での生活習慣病のリスク比」を両方計算してるんですね。今回の PECO の抽出は、メインの「避難した人 vs そうでない人」で行いましょう。

さまざまな比較	
テーマ1	避難した人と避難していない人の比較
テーマ2-1	避難した人の、 地震発生前と発生後の比較
テーマ2-2	避難していない人の、 地震発生前と発生後の比較

(S) なかなか複雑ですね…じっくり読んでいきます！

> (E) **We also constructed logistic regression models to assess the impact of evacuation on the disease risks** adjusted for covariates.

あ、ここで "We also constructed logistic regression models" って、ロジスティック回帰が出てきました！ "the impact of evacuation on the disease risks" だから、避難が病気のリスクに及ぼす影響を見たってことですね。

(A) その続き、"adjusted for covariates" は分かりますか？

(S) うーん、何かで調整したんですよね。

(A) ロジスティック回帰のようなたくさんの変数を扱う多変量解析と、一つだけ扱う単回帰の違いって、何でしたっけ？

(S) そうか！　今分析したいのは避難の病気発症への影響だけど、避難以外にもいろんな要因が影響するから、それを調整した多変量解析をやるってことなんですね！

(A) よくできました！　単純に避難した人と避難してない人を比較すると、「避難した人は若い人が多かった」とか、「避難していない人は、寝たきりの人が多かった」とか、さまざまな背景因子の影響が出てしまいます。これが covariate、**共変量**ですね。共変量の影響を除いて（adjust）、避難の有無だけの影響をみるのが、ロジスティック回帰ですね。

共変量（covariate）って？
評価したい要因以外に、結果に影響しうる因子
「避難の有無」以外に、疾患の発生に影響しうる因子 （年齢や生活習慣など）
ロジスティック回帰や重回帰は、共変量の影響を除いて 見たい要因のみの関与を評価できる

(S) わかりました！ いったん PECO を作ると、

> P：健康診断の受診者の中で
> E：地震後に避難した人は
> C：避難しなかった人と比べて
> O：生活習慣病（糖尿病・高脂血症・高血圧）のリスクが上がるかどうか？

になりますね。

この論文の PECO	
P (participant)	健康診断の受診者の中で
E (exposure)	震災後に避難した人は
C (comparator)	避難しなかった人と比較して
O (outcome)	糖尿病・高脂血症・高血圧の発症リスクが上がるかどうか？

(A) では、結果を見ていきましょう！

7.4 回帰の結果はどうなった?

RESULTS

(F) Data from a total of 6406 individuals aged 40–74 years who participated in the check-ups both at baseline (2008–2010) and in one or more post-incident years were analysed. (G) Regardless of evacuation, significant post-incident increases in risk were observed for diabetes and hyperlipidaemia (relative risk: 1.27–1.60 and 1.12–1.30, respectively, depending on evacuation status and post-incident year). After adjustment for covariates, the increase in hyperlipidaemia was significantly greater among evacuees than among non-evacuees/temporaryevacuees (OR 1.18, 95% CI 1.06 to 1.32, p<0.01).

S 複雑そうに見えたけれど、PECは共通で、Oだけ3つに分かれてることが読み取れたら、今までと同じ流れで読み取れました。結果は、6,406人のデータで解析したって、書いてあります。

A ちょっとややこしいですが、元々のデータは健康診断の受診者すべてですから、もっとたくさんの人数がいます。地震が起こる前の2008-2010年と、地震後の両方でデータがある人、すなわち今回の解析に組み込めた人が、6,406人いたってことですね。

(F) Data from a total of 6406 individuals aged 40–74 years who participated in the check-ups both at baseline (2008–2010) and in one or more post-incident years were analysed.

S そうか、地震前と地震後両方のデータがなかったら、前後の比較はできないですよね…

A 次の文から、いよいよ結果ですよ。

(S) はい！

> (G)Regardless of evacuation, significant post-incident increases in risk were observed for diabetes and hyperlipidaemia (relative risk: 1.27–1.60 and 1.12–1.30, respectively, depending on evacuation status and post-incident year).

"Regardless of evacuation, significant post-incident increases in risk were observed for diabetes and hyperlipidemia" だから、避難の有無に関わらず、地震前後で糖尿病と高脂血症のリスクは上がったってことですね。糖尿病で 1.27 から 1.60。高脂血症で 1.12 から 1.30…は、リスク比の信頼区間かな？

(A) おっと、気を付けましょう。幅で書いてあるとついつい信頼区間と思ってしまいがちですが、この値は "depending on evacuation status and post-incidence year" ですから、「避難の有無（evacuation status）や地震後の経過年数（post-incident year）によって、リスク比は変化した」ってことです。

(S) あ！ うっかりしてました。でも、どの値も 1 より大きいから、地震後に若干リスクが増えたんですね。

(A) オッズ比やリスク比が幅を持たせて表示してあったら、「95% 信頼区間だ！」と早合点してしまうのは無理もないですね。ただ、通常は抄録に点推定値を書かずに、信頼区間のみを表記することはまずありません。「抄録だけでナナメ読み」が今回のテーマですが、おかしいな？ と思ったら本文を少しでも読んでみるとよいですね。

最後の段落が、避難した人とそうでない人の比較です。

(S) やっと来ました！
「共変量で調整したら、避難した人の高脂血症発症のオッズは、避難しなかった人に比べて有意に高かった。」ですね。オッズ比の点推定値が 1.18 倍、95% 信頼区間が 1.06 から 1.32 になりました！

(A) では、高脂血症について PECO をまとめてみましょうか。

Ⓢ　はい！

> P：健康診断の受診者の中で
> E：地震後に避難した人は
> C：避難しなかった人と比べて
> O：高脂血症の発症オッズが 1.18 倍になる

でした！

この論文の PECO（高脂血症、数字入り）	
P (participant)	健康診断の受診者の中で
E (exposure)	震災後に避難した人は
C (comparator)	避難しなかった人と比較して
O (outcome)	高脂血症の発症オッズが 1.18 倍になる

7.5　おわりに

Ⓢ　観察研究の論文は、いろんなアウトカムがあるし、いろんな要因を考えないといけないから、気を付けて読まないといけませんね。

Ⓐ　そうですね。ただ、生活習慣や原発事故のような、「影響のありそうな因子にさらされること」の影響を、介入研究で評価するのは実質的には不可能です。ですから、観察研究の読み方にも、ある程度慣れておくと役に立ちますよ。

Ⓢ　PECO を拾い出すのはちょっと難しかったけど、最終的には今までの RCT やメタアナリシスと同じように読み取ることができました。…ところで、高脂血症以外のアウトカム、高血圧とか糖尿病は、どこに行っちゃったのかな？

(A) 抄録だけでは、まだまだ分からない部分も多いですね。次回は図表を読み込んで、いろいろな切り口からこの論文を吟味してみましょう。

(S) よろしくおねがいします！

第8章 コホート研究の読み方 その2

8.0 はじめに

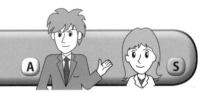

S　おはようございます！

A　おはようございます。前回は、観察研究の論文をPECOスタイルで読んでみました。

S　観察研究だとアウトカムが複雑に見えたけど、今までと同じようになんとかまとめられましたよ。

> P：健康診断の受診者の中で
> E：地震後に避難した人は
> C：避難しなかった人と比べて
> O：高脂血症の発症オッズが1.18倍になる

でしたよね。

この論文のPECO（高脂血症、数字入り）	
P （participant）	健康診断の受診者の中で
E （exposure）	震災後に避難した人は
C （comparator）	避難しなかった人と比較して
O （outcome）	高脂血症の発症オッズが1.18倍になる

(A) そうですね。抄録では、高脂血症の発症オッズのみが言及されていました。

(S) 実際の研究では、広く「健康状態」と表現して、高脂血症・高血圧・糖尿病の3つの病気を評価してましたよ。

(A) 高脂血症以外の発症オッズがどうなったかや、避難の有無以外の要因がどう影響したかについては、抄録だけでは拾いきれない要素です。今回は、図表を読み解きつつ、これらの点を明らかにしていきましょう。

(S) よろしくお願いします！

8.1 観察研究だから、難しいことって？

(A) まずは、Table 1 です。（Table 1 は、次のページにあります。）

(S) 前回と同じく、"Characterisitic" って書いてあるから、患者背景についての記述でしょうか？

(A) その通り、患者背景です。ただし介入研究ですと、治療を始める前、すなわち介入群と対照群への割付が終わった段階の患者背景だけが書いてあって、治療後の結果その他は別の表になっていることが多いんですが、今回は結果部分もこの表にまとめられていますね。

(S) 結果が、まとめられているって？

(A) 列ごとに見ていきますと、一番左が "Baseline（2008-2010）" で、そこから 2011、2012、2013、2014 と、年ごとにまとまっています。さらに、それぞれの年代で、「避難した人（Evacuees）」と「避難しなかった人（Non-evacuees）」に分けて数字が出ていますよね。

Table 1 Comparisons of subject characteristics between evacuees and non-evacuees/temporary-evacuees

	Baseline (2008–2010)		2011		2012		2013		2014	
	Evacuees	Non-evacuees/temporary-evacuees	Evacuees	Non-evacuees/temporary-evacuees	Evacuees	Non-evacuees/temporary-evacuees	Evacuees	Non-evacuees/temporary-evacuees	Evacuees	Non-evacuees/temporary-evacuees
City of residence (N)										
Minamisoma	960	2818	216	832	627	1925	657	2055	617	1990
Soma	0	2628	0	2038	0	1961	0	1625	0	1601
Total	960	5446	216	2870	627	3886	657	3680	617	3591
Demographic characteristics										
Age in years (mean, SD)	62.0 (6.6)	62.4 (7.1)	64.9 (6.3)	64.8 (7.3)	65.3 (6.4)	65.3 (6.9)	65.5 (6.5)	65.7 (6.6)	66.0 (6.3)	66.3 (6.3)
Gender (N, %)										
Male	404 (41.9)	2203 (40.5)	95 (44.0)	1169 (40.7)	267 (42.6)	1578 (40.6)	281 (42.8)	1459 (39.7)	254 (41.2)	1375 (38.3)
Female	556 (58.1)	3243 (59.5)	121 (56.0)	1701 (59.3)	360 (57.4)	2308 (59.4)	376 (57.2)	2221 (60.4)	363 (58.8)	2216 (61.7)
Clinical characteristics (mean, SD)										
BMI (kg/m^2)	23.6 (3.2)	23.5 (3.3)	24.0 (3.4)	23.6 (3.3)	24.2 (3.3)***	23.6 (3.4)***	24.0 (3.3)**	23.6 (3.4)**	23.7 (3.4)*	23.4 (3.4)*
Systolic blood pressure (mm Hg)	130.5 (16.1)	130.7 (16.3)	130.0 (14.6)	131.7 (16.0)	128.9 (15.5)*	130.7 (16.2)*	128.0 (14.6)	128.7 (15.2)	126.5 (14.1)**	128.4 (14.8)**
Diastolic blood pressure (mm Hg)	77.5 (9.5)	77.5 (9.7)	78.0 (11.3)	79.0 (10.2)	76.7 (10.2)	76.9 (10.3)	76.3 (9.2)	75.7 (9.8)	74.6 (9.3)	75.1 (9.6)
HbA1c (%)	5.5 (0.6)	5.5 (0.6)	5.4 (0.5)	5.5 (0.6)	5.6 (0.5)	5.6 (0.6)	5.7 (0.6)	5.7 (0.6)	5.6 (0.6)	5.6 (0.6)
HDL-C (mg/dL)	61.4 (14.4)	61.4 (14.8)	59.8 (14.5)	60.9 (14.7)	56.2 (13.2)***	58.8 (14.3)***	57.9 (13.9)**	59.6 (14.3)**	58.1 (13.8)***	60.3 (14.8)***
LDL-C (mg/dL)	124.9 (30.0)	125.4 (31.0)	126.5 (30.9)	124.4 (31.1)	120.0 (31.1)	122.2 (31.0)	123.5 (30.5)	124.8 (31.0)	121.0 (29.7)**	124.8 (31.2)**
ALT/GPT (IU/L)	22.0 (13.3)	22.7 (18.5)	23.3 (16.5)	24.7 (17.7)	24.2 (16.4)	23.4 (18.2)	23.0 (16.6)	22.1 (19.3)	22.8 (16.4)	22.1 (14.6)
AST/GOT (IU/L)	24.8 (11.5)	25.1 (11.9)	24.8 (8.7)	26.4 (15.0)	26.4 (13.9)	25.7 (12.2)	25.1 (12.2)	24.9 (15.6)	24.6 (10.9)	24.8 (14.7)
γ-GTP (IU/L)	34.0 (40.9)	37.4 (51.4)	35.8 (42.4)	39.3 (56.7)	38.6 (43.8)	36.6 (44.9)	36.8 (51.2)	36.4 (56.4)	34.5 (63.7)	35.8 (55.2)
Urine protein (N, % of positive)	16 (1.7)	115 (2.1)	3 (1.4)	58 (2.0)	6 (1.0)	64 (1.7)	13 (2.0)	59 (1.6)	8 (1.3)	68 (1.9)
Urine occult blood (N, % of positive)	55 (5.7)	319 (5.9)	20 (9.3)	209 (7.6)	17 (2.7)*	184 (4.8)*	30 (4.6)	185 (5.1)	30 (4.9)	163 (4.6)
Urine glucose (N, % of positive)	19 (2.0)	130 (2.4)	2 (0.9)	60 (2.1)	8 (1.3)	89 (2.3)	10 (1.5)	74 (2.0)	14 (2.3)	68 (1.9)
Medical characteristics of interests (N, %)										
Presence of diseases										
Diabetes	74 (7.7)	415 (7.7)	20 (9.3)	226 (8.0)	64 (10.2)	368 (9.5)	86 (13.1)	423 (11.6)	84 (13.6)	399 (11.2)
Hyperlipidaemia	430 (44.8)	2390 (44.3)	109 (50.5)	1290 (45.2)	336 (53.6)**	1815 (46.8)**	394 (60.0)***	1877 (51.2)***	341 (55.3)	1874 (52.6)
Hypertension	437 (45.5)	2463 (45.3)	112 (51.9)	1506 (52.6)	333 (53.1)	2020 (52.1)	366 (55.7)*	1888 (51.3)*	297 (48.1)	1758 (49.2)

*p<0.05, **p<0.01, ***p<0.001 for evacuees versus non-evacuees/temporary-evacuees: Un-paired t test for continuous outcomes and χ^2 test for categorical outcomes.
ALT, alanine aminotransferase; AST, aspartate aminotransferase; BMI, body mass index; GOT, glutamic oxaloacetic transaminase; GPT, glutamic pyruvic transaminase; HbA1c, glycated haemoglobin; HDL-C, high-density lipoprotein cholesterol; LDL-C, low-density lipoprotein cholesterol.

Table 1 Comparisons of subject characteristics between evacuees and non-evacuees/temporary-evacuees

	Baseline (2008–2010) 避難あり / 避難なし	2011 避難あり / 避難なし	2012 避難あり / 避難なし	2013 避難あり / 避難なし	2014 避難あり / 避難なし
City of residence (N)					
Minamisoma	960 / 2818	216 / 832	627 / 1925	657 / 2055	617 / 1990
Soma	0 / 2628	0 / 2038	0 / 1961	0 / 1625	0 / 1601
Total	960 / 5446	216 / 2870	627 / 3886	657 / 3680	617 / 3591
Demographic characteristics					
Age in years (mean, SD)	62.0 (6.6) / 62.4 (7.1)	64.9 (6.3) / 64.8 (7.3)	65.3 (6.4) / 65.3 (6.9)	65.5 (6.5) / 65.7 (6.6)	66.0 (6.3) / 66.3 (6.3)
Gender (N, %)					
Male	404 (41.9) / 2203 (40.5)	95 (44.0) / 1169 (40.7)	267 (42.6) / 1578 (40.6)	281 (42.8) / 1459 (39.7)	254 (41.2) / 1375 (38.3)
Female	556 (58.1) / 3243 (59.5)	121 (56.0) / 1701 (59.3)	360 (57.4) / 2308 (59.4)	376 (57.2) / 2221 (60.4)	363 (58.8) / 2216 (61.7)
Clinical characteristics (mean, SD)					
BMI (kg/m²)	23.6 (3.2) / 23.5 (3.3)	24.0 (3.4) / 23.6 (3.3)	24.2 (3.3)*** / 23.6 (3.4)***	24.0 (3.3)** / 23.6 (3.4)**	23.7 (3.4)* / 23.4 (3.4)*
Systolic blood pressure (mm Hg)	130.1 / 130.2 (18.3)	130.0 (14.6) / 131.7 (16.0)			/ 128.4 (14.8)²
Diastolic blood pressure (mm Hg)		78.0 (11.3) / 79.0 (10.2)			75.1 (9.6)
HbA1c (%)	5.6	5.4 (0.5) / 5.6			5.6 (0.6) / 5.6 (0.6)
HDL-C (mg/dL)	61.4 (14.4) / 61.4 (14.8)	59.8 (14.5) / 60.9 (14.7)	56.2 (13.2)** / 58.8 (14.3)**	57.9 (13.9)** / 59.6 (14.3)**	58.1 (13.8)*** / 60.3 (14.8)***
LDL-C (mg/dL)		26.5 (30.9) / 124.4 (31.1)	120.0 (31.1) / 122.2 (31.0)	123.5 (30.5) / 124.8 (31.0)	121.0 (29.7)** / 124.8 (31.2)**
ALT/GPT (IU/L)	23.3 (16.5) / 24.7 (17.7)	24.2 (16.4) / 23.4 (18.2)	23.0 (16.6) / 22.1 (19.3)	22.8 (16.4) / 22.1 (14.6)	
AST/GOT (IU/L)	24.8 (11.5) / 25.1 (11.9)	24.8 (8.7) / 26.4 (15.0)	26.4 (13.9) / 25.7 (12.2)	25.1 (12.6) / 24.9 (15.6)	24.6 (10.9) / 24.8 (14.1)
γ-GTP (IU/L)	34.0 (40.9) / 37.4 (51.4)	35.8 (42.4) / 39.3 (56.7)	38.6 (43.8) / 36.6 (44.9)	36.8 (51.2) / 36.4 (56.4)	34.5 (63.7) / 35.8 (55.2)
Urine protein (N, % of positive)	16 (1.7) / 115 (2.1)	3 (1.4) / 58 (2.0)	6 (1.0) / 64 (1.7)	13 (2.0) / 59 (1.6)	8 (1.3) / 68 (1.9)
Urine occult blood (N, % of positive)	55 (5.7) / 319 (5.9)	20 (9.3) / 209 (7.6)	17 (2.7)* / 184 (4.8)*	30 (4.6) / 185 (5.1)	30 (4.9) / 163 (4.6)
Urine glucose (N, % of positive)	19 (2.0) / 130 (2.4)	2 (0.9) / 60 (2.1)	8 (1.3) / 89 (2.3)	10 (1.5) / 74 (2.0)	14 (2.3) / 68 (1.9)
Medical characteristics of interests Presence of diseases (N, %)					
Diabetes	74 (7.7) / 415 (7.7)	20 (9.3) / 226 (8.0)	64 (10.2) / 368 (9.5)	86 (13.1) / 423 (11.6)	84 (13.6) / 399 (11.2)
Hyperlipidaemia	430 (44.8) / 2390 (44.3)	109 (50.5) / 1290 (45.2)	336 (53.6)** / 1815 (46.8)**	394 (60.0)** / 1877 (51.2)**	341 (55.3) / 1874 (52.6)
Hypertension	437 (45.5) / 2463 (45.3)	112 (51.9) / 1506 (52.6)	333 (53.1) / 2020 (52.1)	366 (55.7)* / 1888 (51.3)*	297 (48.1) / 1758 (49.2)

（Baseline (2008–2010) の列: 曝露前の検査値 (2008–10)）
（2011–2014 の列: 曝露後・地震発生後の検査値 (2011–14, 1年ごと)）

(S) そうか、介入研究における「治療前」に相当するのは、一番左の Baseline のところですよね。

(A) 少しややこしいのですが、「避難した人」「避難しなかった人」に分かれるのは、本来は地震が起きた後、2011年以降です。

(S) "Baseline" のところは、2008-2010 だから、どちらも避難してないんですよね。

(A) 細かく表現すれば、「地震以降に避難した人の、地震以前のデータ」が "Evacuee"、「地震以降に避難しなかった人の、地震以前のデータ」が "non evacuee" の列にまとめられていることになります。

■曝露(Exposure)の意味
ここでの「曝露」には、「危険な要因に意図せずさらされる」のような意味はありません。単純に、「今興味のある要因を持っている（すなわち、「避難」した）」ことのみをさします。

ベースラインでの避難者（Evacuee）と非避難者（non-evacuee）とは？

Evacuee	地震後に避難した人の地震発生前のデータ
Non-evacuee	地震後に避難しなかった人の地震発生前のデータ

Exposure（避難）は、まだ発生していない

第8章 コホート研究の読み方 その2

Ⓢ 避難したのは地震が起きた後なのに、起きる前のデータを時間をさかのぼって分けるのは、どうしてでしょう？

Ⓐ いい質問ですね。逆に聞いてみましょうか。一般の人と高齢者とで、糖尿病や高血圧、高脂血症が多いのはどちらでしょうね？

Ⓢ それはやっぱり、高齢者だと思います。

Ⓐ ですよね。そして例えば、一般の人よりも高齢者のほうが、避難する割合が高かったら、どうなりますか？

Ⓢ うーん…避難した人としてない人とで、高齢者の割合が変わるんですよね。

Ⓐ その状態で、糖尿病や高血圧の発症率を見ると、どうなるでしょうね？

Ⓢ そうか！ 高齢者の多い「避難した人」群は、自然に発症率が高くなっちゃいますね。

Ⓐ その通りです！ この場合は年齢が、『「医療統計」わかりません!!』でもお話しした交絡因子になってしまいます。

交絡因子の影響とは？（例：年齢の関与があるとき）		
	避難の可能性	病気の可能性
高齢者	低い （動けない人多い？）	高い （加齢の影響大きい）
高齢者 以外	高い	低い （加齢の影響小さい）
高齢者の割合が違うと、もともと差がなくても 見かけ上病気のリスクが変わってしまう…		

■交絡因子
（confounding factor）
セリフにもあるとおり、「興味の対象となっている要因（避難のあるなし）以外に、結果（生活習慣病の発症）に影響しうる因子」のことをさします。
RCTのような前向き介入研究と比較すると、今回のコホート研究のような後向き介入研究は、交絡因子の影響がやや大きくなります。

Ⓢ 交絡因子は、興味の対象になっている要素以外に結果に影響を与えてしまう因子、でしたっけ？ 避難自体の影響が全くなくても、避難した人とそうでない人で高齢者の割合が変わっていたら、一見「避難した人の方が糖尿病が多い」のような結果が出てしまうんですね。

Ⓐ そうですね。表をタテに見たとき、年齢（age in years）や性別（gender）はまだしも、その下の行にまとめられた臨床検査値

(Clinical characteristics）に関しては、血圧や HbA1c、コレステロール値などが含まれています。これらの値は、病気の有無に直結しますよね。

Ⓢ 避難した人の方がもともとの血圧が高かったりしたら、高血圧の人が増えるのは当然ですよね。背景因子が揃っていないと、何を評価してるのかわからなくなりそうです。

Ⓐ 介入研究なら、介入群と対照群にランダムに割り付けることで、ある程度患者背景を揃えることができます。しかし今回のような観察研究ですと、避難する・しないを研究者が決めることは当然不可能ですから、もともとの因子が揃っているかどうかはしっかり評価する必要がありますよ。

背景因子が偏るリスク	
前向き介入研究 （RCT）	ランダム割付しているのでほぼ均等に分布 （因子が偏るリスクは低い）
後向き観察研究 （コホート研究）	参加者の意思に任せるので、影響が大きい （因子が偏るリスクは高い）
時間の進み方と同じ方向：前向き研究 逆の方向：後向き研究	

Ⓢ ベースライン（Baseline）のところの数値をみると、住んでいる町（City of residence）以外は、ほとんど両群で同じ値になっています。

Ⓐ 住んでいる町に関しては、相馬市（Soma）の方が原発から遠い分、避難対象の地域には入らなかったので、「避難した群」がゼロになるのはある意味自然です。それ以外の数値は、避難した群としなかった群でほとんど差がないので、背景因子には差がないと言えそうですね。

Table 1 Comparisons of subject characteristics between

	Baseline (2008–2010)	
	Evacuees	Non-evacuees/ temporary-evacuees
City of residence (N)		
Minamisoma	960	2818
Soma	0	2628
Total	960	5446
Demographic characteristics		
Age in years (mean, SD)	62.0 (6.6)	62.4 (7.1)
Gender (N, %)		
Male	404 (41.9)	2203 (40.5)
Female	556 (58.1)	3243 (59.5)
Clinical characteristics (mean, SD)		
BMI (kg/m^2)	23.6 (3.2)	23.5 (3.3)
Systolic blood pressure (mm Hg)	130.5 (16.1)	130.7 (16.3)
Diastolic blood pressure (mm Hg)	77.5 (9.5)	77.5 (9.7)
HbA1c (%)	5.5 (0.6)	5.5 (0.6)
HDL-C (mg/dL)	61.4 (14.4)	61.4 (14.8)
LDL-C (mg/dL)	124.9 (30.0)	125.4 (31.0)
ALT/GPT (IU/L)	22.0 (13.3)	22.7 (18.5)
AST/GOT (IU/L)	24.8 (11.5)	25.1 (11.9)
γ-GTP (IU/L)	34.0 (40.9)	37.4 (51.4)
Urine protein (N, % of positive)	16 (1.7)	115 (2.1)
Urine occult blood (N, % of positive)	55 (5.7)	319 (5.9)
Urine glucose (N, % of positive)	19 (2.0)	130 (2.4)
Medical characteristics of interests (N, %)		
Presence of diseases		
Diabetes	74 (7.7)	415 (7.7)
Hyperlipidaemia	430 (44.8)	2390 (44.3)
Hypertension	437 (45.5)	2463 (45.3)

←居住地域にのみ「偏り」あり

←その他の背景は差なし

8.2 2つの要素の影響は？

S ベースライン（Baseline）の値に差がないことは、読み取れました。ここから先は、地震後にどうなったかですよね？

A そうですね。地震が起きた2011年当年は、データの乱れが大きいので、分析からは除かれています。2012、2013、2014のデータで、比較をしてみましょう。

S ところどころに、★マークがついてますね。

■「★マーク」
本来はアスタリスク（＊）ですが、ここでは簡単のために「★マーク」と表現しています。どちらになるかは、雑誌の書式次第です。

(A) 表現方法としてよくあるやり方ですが、★の数がp値の目安になっていますね。

(S) 下の凡例をみると、★がp値5%未満、★★がp値1%未満、★★★がp値0.1%未満ってことですね？

(A) 星の数が多いほど、「本来は差がないけど、偶然観測された」可能性は小さくなります。ただ、「星の数が多いほど、差そのものが大きい」わけではないことは、注意して読まないといけませんね。

星の数の意味は？	
★	$p<0.05$
★★	$p<0.01$
★★★	$p<0.001$

「★たくさん → p値が小さい → 差が大きい」ではないので注意！！！

もう一つ、何と何を比較してるか、わかりますか？

(S) え？ 書いてあるとおり、「避難した人」と「避難していない人」ですよね。

(A) もちろんその通り、避難の有無での比較です。ただ、今回のように「地震前後の比較」と「避難の有無の比較」と二つ以上評価項目があると、そもそも何を比べてるのかが分からなくなってしまうこともあるので、こちらも注意しましょう。

(S) なるほど、何を比べてるのかを間違えたら、そもそも意味がなくなっちゃいますもんね…

(A) さて、群間で有意な差があったのは、どの病気でしょう？

(S) 一番下の "presense of disease" で、糖尿病（Diabetes）・高脂血症（Hyperlipidemia）・高血圧（Hypertension）の有病割合が出ています。

2012年と2013年で、高脂血症が避難者で有意に増えてますか？ 2012年で53.6%、2013年で60.0%だから、半分以上の人が高脂血症になってるんですね。

あと2013年のデータでは、高血圧も55.7% vs 51.3%で、避難者のほうが有意に増えています。これも、半分以上の人がかかってるんですね。

Table 1 Comparisons of subject characteristics between evacuees and non-evacuees/temporary-evacuees

	Baseline (2008–2010)		2011	
	Evacuees	Non-evacuees/temporary-evacuees	Evacuees	Non-evacuees/temporary-evacuees
Presence of diseases				
Diabetes (糖尿病)	74 (7.7)	415 (7.7)	20 (9.3)	226 (8.0)
Hyperlipidaemia (高脂血症)	430 (44.8)	2390 (44.3)	109 (50.5)	1290 (45.2)
Hypertension (高血圧)	437 (45.5)	2463 (45.3)	112 (51.9)	1506 (52.6)

	2012		2013		2014	
	Evacuees	Non-evacuees/temporary-evacuees	Evacuees	Non-evacuees/temporary-evacuees	Evacuees	Non-evacuees/temporary-evacuees
Presence of diseases						
Diabetes	64 (10.2)	368 (9.5)	86 (13.1)	423 (11.6)	84 (13.6)	399 (11.2)
Hyperlipidaemia	336 (53.6)**	1815 (46.8)**	394 (60.0)***	1877 (51.2)***	341 (55.3)	1874 (52.6)
Hypertension	333 (53.1)	2020 (52.1)	366 (55.7)*	1888 (51.3)*	297 (48.1)	1758 (49.2)

2012年の高脂血症・2013年の高脂血症と高血圧で避難群・非避難群に有意差あり

(A) 単純な解析では、高脂血症の発症への避難の影響が一番強そうですね。では、次の表を見てみましょう。Table 2です。

Table 2 Age-adjusted pre-incident and post-incident relative risk of the diseases (versus baseline (2008–2010))

	Evacuees	Non-evacuees/temporary-evacuees	p Value of the difference in row
Diabetes			
2011	1.12 (0.70 to 1.79)	0.94 (0.81 to 1.10)	0.5
2012	1.21 (0.88 to 1.67)	1.11 (0.97 to 1.27)	0.6
2013	1.55 (1.15 to 2.09)**	1.33 (1.17 to 1.52)***	0.3
2014	1.60 (1.18 to 2.16)**	1.27 (1.11 to 1.45)***	0.1
Hyperlipidaemia			
2011	1.10 (0.94 to 1.27)	1.00 (0.95 to 1.05)	0.3
2012	1.16 (1.05 to 1.29)**	1.03 (0.98 to 1.08)	<0.05
2013	1.30 (1.18 to 1.43)***	1.12 (1.07 to 1.17)***	<0.01
2014	1.20 (1.08 to 1.32)**	1.14 (1.09 to 1.20)**	0.6
Hypertension			
2011	1.05 (0.91 to 1.21)	1.05 (1.01 to 1.10)	1.0
2012	1.04 (0.94 to 1.14)	1.03 (0.99 to 1.07)	1.0
2013	1.10 (1.00 to 1.21)*	1.01 (0.97 to 1.05)	0.1
2014	0.94 (0.85 to 1.05)	0.95 (0.91 to 0.99)*	0.8

*p<0.05, **p<0.01, ***p<0.001 for given year versus baseline (2008–2010), adjusted for age.

S　Table 2 は、"Age-adjusted" って書いてあるから、年齢で何かを調整してるんでしょうか？　さっきと同様に、避難した人としていない人の比較に見えますが…

A　少々ややこしいんですが、Table 1 は年度を固定して、「**避難した人としていない人**で差があるか？」を評価しています。一方で Table 2 では、「**地震前**と比べて**地震後**は、病気のリスクに差が生じたか？」を評価してるんですね。

S　年齢調整は、なぜ必要なんでしょう？　さっきの患者背景の評価では、あまり差がなかったですよね。

A　確かに、避難した人としなかった人で、年齢に差はありませんでした。ですが、今度評価したいのは、同じ集団で「地震前」と「地震後」に病気のリスクが変わったかなんですよね。地震前と地震後で、同じ集団の年齢はどう変化するでしょうか？

S　あ！　同じ集団を追いかけていれば、当然地震後の方が少し年齢が高くなりますね。

A　そうですね。2010 年に 60 歳だった人は、2015 年には 65 歳になります。途中で抜ける人を考慮しなければ、みんな 5 歳ずつ年をとるわけですから、2015 年の集団の方が高齢になるはずです。

同じ集団の 2 時点での比較では…
後の時点（地震後）の方が、必ず高齢になる！

S　だから、年齢による調整が必要なんですね！　こちらの結果は、糖尿病と高脂血症で有意になってます。1 より大きいから、地震前より地震後のほうが病気のリスクが大きくなっているってことですよね。右端の列、"p value of the difference in row" は、何だろう？

A　"row" は列ですから、避難した人・しない人それぞれを指します。その間の difference なので、「各年・各疾患ごとのリスク比に、避難の有無で差があるか？」についての p 値です。

Table 2 Age-adjusted pre-incident and post-incident relative risk of the diseases (versus baseline (2008–2010))

	Evacuees 避難した人	Non-evacuees/ temporary-evacuees 避難しなかった人	p Value of the difference in row
Diabetes			
2011	1.12 (0.70 to 1.79)	0.94 (0.81 to 1.10)	0.5
2012	1.21 (0.88 to 1.67)	1.11 (0.97 to 1.27)	0.6
2013	1.55 (1.15 to 2.09)**	1.33 (1.17 to 1.52)***	0.3
2014	1.60 (1.18 to 2.16)**	1.27 (1.11 to 1.45)***	0.1
Hyperlipidaemia			
2011	1.10 (0.94 to 1.27)	1.00 (0.95 to 1.05)	0.3
2012	1.16 (1.05 to 1.29)**	1.03 (0.98 to 1.08)	<0.05
2013	1.30 (1.18 to 1.43)***	1.12 (1.07 to 1.17)***	<0.01
2014	1.20 (1.08 to 1.32)**	1.14 (1.09 to 1.20)**	0.6
Hypertension			
2011	1.05 (0.91 to 1.21)	1.05 (1.01 to 1.10)	1.0
2012	1.04 (0.94 to 1.14)	1.03 (0.99 to 1.07)	1.0
2013	1.10 (1.00 to 1.21)*	1.01 (0.97 to 1.05)	0.1
2014	0.94 (0.85 to 1.05)	0.95 (0.91 to 0.99)*	0.8

*p<0.05, **p<0.01, ***p<0.001 for given year versus baseline (2008–2010), adjusted for age.

> 高脂血症は「地震前と地震後の発症率の比」が、避難群のほうが非避難群よりも有意に大きい

S 高脂血症の 2012 年・2013 年は、p 値が 0.05 より小さくなってます。2012 年は、避難者のリスク比が 1.30、避難なしが 1.12。「**避難をした人**の高脂血症のリスク比は、**避難しなかった人**のリスク比よりも有意に大きい」ってことでしょうか？

A よくできました！ 時間による比較と避難の有無による比較、それぞれが混ぜ合わさって混乱しやすいので、注意深く読めるとよいですね。では、Table 3 に進みましょう。（Table 3 は、次のページにあります。）

8.3 回帰の表の読み方は？

S タイトルが、"random-effects regression model" ってなってます。OR（95%CI）はオッズ比と 95% 信頼区間っぽいけど、random-effect って、ちょっと難しそうですね。

A random-effect はちゃんと説明するとたしかに難しいですが、ここでは、「個人差をある程度考慮できるモデル」くらいに考えておけば良いと思います。

Table 3 Random-effects regression model: OR (95% CI)

Variable	Diabetes† 糖尿病	Hyperlipidaemia‡ 高脂血症	Hypertension§ 高血圧
Demographic characteristics			
Evacuation status			
Non-evacuees/temporary-evacuees	1.00	1.00	1.00
Evacuees	1.14 (0.96 to 1.35)	1.18 (1.06 to 1.32)**	0.97 (0.86 to 1.09)
Year			
2012	1.00	1.00	1.00
2013	1.27 (1.10 to 1.47)**	1.09 (0.99 to 1.19)	0.95 (0.86 to 1.04)
2014	1.23 (1.06 to 1.43)**	1.19 (1.08 to 1.30)***	0.80 (0.73 to 0.88)***
City			
Minamisoma	1.00	1.00	1.00
Soma	1.08 (0.95 to 1.23)	0.86 (0.79 to 0.93)***	1.00 (0.92 to 1.09)
Age in years			
(40–65)	1.00	1.00	1.00
(65–74)	1.29 (1.12 to 1.48)***	1.13 (1.04 to 1.22)**	2.47 (2.27 to 2.69)***
Gender			
Male	1.00	1.00	1.00
Female	0.43 (0.37 to 0.49)***	1.91 (1.75 to 2.10)***	0.71 (0.65 to 0.79)***
Clinical characteristics			
BMI	1.13 (1.11 to 1.15)***	1.07 (1.06 to 1.09)***	1.18 (1.17 to 1.2)***
HbA1c (%)	–	1.61 (1.48 to 1.75)***	–
γ-GTP (IU/L)	–	–	1.00 (1.00 to 1.00)***
Urine protein			
Negative/trace	1.00	–	1.00
Positive	2.96 (2.16 to 4.05)***	–	2.21 (1.56 to 3.13)***
Medical records			
Use of medicines			
Diabetes			
No	–	1.00	1.00
Yes	–	0.91 (0.77 to 1.07)	1.45 (1.24 to 1.69)***
Hyperlipidaemia			
No	1.00	–	1.00
Yes	2.15 (1.89 to 2.45)***	–	1.49 (1.36 to 1.63)***
Hypertension			
No	1.00	1.00	–
Yes	1.49 (1.31 to 1.69)***	1.07 (0.99 to 1.16)	–
Family disease history			
No	1.00	1.00	1.00
Yes	3.49 (3.08 to 3.96)***	4.45 (3.35 to 5.89)***	3.12 (2.87 to 3.38)***
Lifestyle			
Tobacco use			
No	1.00	1.00	1.00
Yes	1.26 (1.06 to 1.51)*	0.95 (0.84 to 1.08)	0.74 (0.65 to 0.84)***
Alcohol consumption			
None/rarely	1.00	1.00	1.00
Sometimes	0.81 (0.69 to 0.96)*	0.94 (0.85 to 1.03)	1.09 (0.99 to 1.21)
Every day	0.68 (0.57 to 0.80)***	0.56 (0.50 to 0.62)***	1.72 (1.53 to 1.94)***
Low intensity exercise (Q3)¶			
No	1.00	–	–
Yes	1.27 (1.12 to 1.43)***	–	–
Eating speed (Q10)††			
Normal	–	–	1.00
Fast	–	–	0.90 (0.82 to 0.99)*
Slow	–	–	0.72 (0.63 to 0.84)***

*p<0.05, **p<0.01, ***p<0.001, adjusted for covariates.

S 個人差って？

A 例えば避難の有無の糖尿病への影響を考えたとき、全員に同じように影響するわけではなくて、ある人には大きく、別の人には小さく影響することは十分ありえますよね。

S 確かに、そうですね。

A このような「個々人ごとに影響に差がある」ことを、ある程度組み込んで分析できるのが、random-effect（変量効果）モデルです。一方、「どの人でも影響は一緒。ズレがあるとしたら、それは単なる偶然」と仮定するのが、fixed-effect（固定効果）モデルです。

■メタアナリシスの章で紹介した固定効果モデル・変量効果モデルと、基本的には同じ意味で用いられています。

固定効果モデルと変量効果モデル	
「避難の影響の個人差は？」	
固定効果モデル （fixed effect）	影響は一定 個人差は単なる偶然誤差
変量効果モデル （random effect）	影響自体が、個々人で変動 （さらに、偶然誤差もあり）

S 何となく、わかりました。ある程度個人差を認めてくれるモデルってことですね。結果は、どう見ればいいんでしょう？

A 基本的には、それぞれの病気の発症に影響する因子が何なのか？ を評価しています。タテの列「糖尿病（Diabetes）」「高血圧（Hypertension）」「高脂血症（Hyperlipidemia）」が、病気を表します。ヨコの行が、それぞれの病気の発症に影響しそうな因子を表しています。表記はすべてオッズ比ですから…

S あ、じゃあ、1.00 が標準で、1 より大きければ病気にかかりやすい、小さければかかりにくいってことですね？

A そうですね。例えば一番左上、避難状況（Evacuation status）の糖尿病（Diabetes）への影響だと、どうなるでしょう？

S 避難しなかった人が 1.00 で、避難した人が 1.14 だから、避難した人のしていない人に対する糖尿病発症のオッズ比は 1.14。でも 95% 信頼区間は、0.96-1.35 だから、「0.96 倍に下がるかもしれないし、1.35 倍に上がるかもしれない」ってことですよね？

A 読み方自体は、介入研究の時と一緒です。いま話してもらったとおり、糖尿病の発症に関して、避難の有無の有意な影響はなさそうですね。高脂血症や高血圧はどうですか？

S 高脂血症は「避難あり」のオッズ比 1.18 で、95% 信頼区間も 1 をまたいでいませんから、有意に上がると言えそうです。あれ？ 高血圧は、オッズ比の点推定値が 0.97 だから、むしろ避難すると下がってる…？

A 信頼区間は 0.86 から 1.09 ですから、下がるとも上がるとも言えないわけですが、確かに点推定値だと下がっていますね。三つの病気のうちで有意に影響があるのは、高脂血症だけとわかります。

Table 3　Random-effects regression model: OR (95% CI)

Variable	Diabetes†	Hyperlipidaemia‡	Hypertension§
Demographic characteristics			
Evacuation status			
Non-evacuees/temporary-evacuees	1.00	1.00	1.00
Evacuees	1.14 (0.96 to 1.35)	1.18 (1.06 to 1.32)**	0.97 (0.86 to 1.09)

> 糖尿病のオッズ
> 1.14 倍 (0.96-1.35)

> 高脂血症のオッズ
> 1.18 倍 **(1.06-1.32)**

> 高血圧のオッズ
> 0.97 倍 (0.86-1.09)

> 他の要因をそろえたとき、避難者と非避難者を比較すると高脂血症のオッズのみ有意差あり

S 3つのうち高脂血症だけ…これって、Table 1 や Table 2 と、同じ結果ですよね。

A たしかに、結果だけ見れば一緒です。ただ、Table 1 のような分析ですと、「他の因子が影響してるんじゃないの？」と突っ込まれたときに、やや反論しづらくなります。

S そうか、避難の有無以外のことを考慮してないですからね。

A Table 3 のような重回帰分析を行えば、他の要因の影響を「揃えた」うえで、「それでも避難の有無で差があるかどうか？」を評価できます。結果が似ていると一見やらなくてもよさそうに思えてしまいますが、説得力は違ってきますね。

S わかりました！　他を見ていくと、高齢者（65-74 歳）は全部の病気でオッズ比が 1 以上。性別は、糖尿病（0.43）と高血圧（0.71）は女性のリスクが有意に低いけど、高脂血症（1.91）は女性が有意に高いんですね。

A さまざまな因子の影響を一挙に扱えるのは、重回帰の大きな特徴

ですね。

Ⓢ　アルコールとか喫煙とかは、少し奇妙な感じがします…

　　毎日お酒を飲む人は、全く飲まない人よりも糖尿病（オッズ比 0.68）や高脂血症（オッズ比 0.56）になりにくい？

　　たばこを吸う人は、吸わない人よりも高血圧（オッズ比 0.74）になりにくい？

　　なんででしょう？

Ⓐ　本文中にも、「予想外の動きで、解釈が難しい」とあります。介入研究と比べて観察研究は、背景因子の影響がどうしても大きくなってしまいます。例えば「お酒を飲まない人」には、「健康に気をつかってお酒を飲まない人」だけじゃなくて、「もともとかなり飲む人で、体を壊してお酒を止めた（止めさせられた？）人」や、「もともと体が弱く、お酒が飲めない人」も含まれます。もちろん、これだけで説明がつくわけではありませんが、思っていた方向とは逆に影響が出てしまうこともあるかもしれませんね。

「お酒を飲まない人」の中には…
健康に気をつかってお酒を飲まない人
体を壊してお酒を止めた（止めさせられた人）
後者の影響があると、発症の有無に影響

Ⓢ　なるほど、そのあたりは、観察研究の限界でしょうね…

Ⓐ　飲酒や喫煙の影響をきっちり評価するには、より大勢のコホートで評価する必要がありますね。

8.4 おわりに

(A) ここまで、観察研究での PECO の読み方を学んできました。

(S) 解釈が難しいところもあったけれど、基本的には PECO を地道に拾っていって、表を読み取っていけば、論文の大意はつかめました！

(A) いろいろなタイプの研究から、PECO を読み取れると、論文を読むスピードはどんどん速くできますよ。次回は、生存時間分析の論文を読んでみましょう。

(S) よろしくおねがいします！

第9章 生存時間分析の読み方 その1

9.0 はじめに

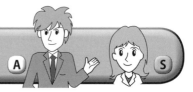

- S　おはようございます！
- A　おはようございます。これまで、さまざまなテーマの論文を読んできました。
- S　どんなタイプの研究でも、PECOのスタイルにまとめて、表を読み込めば、大まかな内容がつかめることがわかってきました！
- A　新しい論文を読んでみるのは、今回が最後です。
- S　今回は、どんな論文でしょう？
- A　以前と同じランダム化比較試験（RCT）の論文ですが、少しアウトカムの測り方が異なるものを読んでみましょう。
- S　アウトカムの測り方？
- A　「薬が効いた・効かない」「イベントが起きた・起きない」のタイプのあるなしデータを評価する際に、今まではどんな値で評価してましたっけ？
- S　あるなしデータだったら、リスク比とかオッズ比ですよね？
- A　その通りです。リスク比やオッズ比は、結果をイメージしやすいものさしなんですが、臨床試験によっては少し使いづらいこともあります。
- S　どんな時ですか？
- A　今回紹介する臨床試験は、まさに「リスク比やオッズ比だと少し使いづらい」状況なんですね。まずは、読んでみましょう！
- S　わかりました！

9.1　線引きのための、RCT？

A　今回は、前に読んだものとよく似たテーマの論文を持ってきました。"SPRINT 試験"とよばれる RCT です。（論文は、次のページをご覧下さい。）

S　単純なタイトルで、わかりやすいですね！　「積極的な血圧コントロールと標準コントロールの RCT」でしょうか？　アウトカムは何かな？

A　何も言わなくても、タイトルから介入（Intervention）と対照（Comparator）を読み取ってくれましたね！　いい感じです。

タイトルから読み取れる「I」と「C」	
I (Intervention)	積極的な血圧コントロール
C (Comparator)	通常の血圧コントロール

A Randomized Trial of **Intensive** versus
　　　　　　　　　　　　　　介入 I
Standard Blood-Pressure control
対照 C

では、抄録を読んでみましょう。

S　はい！　まずは background ですね。

BACKGROUND

The most appropriate targets for (A)<u>systolic blood pressure</u> (B)<u>to reduce cardiovascular morbidity and mortality</u> (C)<u>among persons without diabetes remain uncertain.</u>

---

systolic blood pressure は血圧？

SPRINT Research Group, Wright JT Jr, Williamson JD, et al.

A Randomized Trial of Intensive versus Standard Blood-Pressure control

N Engl J Med 2015; 373(22): 2103-16.

ABSTRACT

BACKGROUND

The most appropriate targets for (A)systolic blood pressure (B)to reduce cardiovascular morbidity and mortality (C)among persons without diabetes remain uncertain.

METHODS

We randomly assigned (D)9361 persons with a systolic blood pressure of 130 mm Hg or higher and (E)an increased cardiovascular risk, (F)but without diabetes, to a systolic blood-pressure (G)target of less than 120 mm Hg (intensive treatment) or a (H)target of less than 140 mm Hg (standard treatment). (I)The primary composite outcome was myocardial infarction, other acute coronary syndromes, stroke, heart failure, or death from cardiovascular causes.

RESULTS

At 1 year, (J)the mean systolic blood pressure was 121.4 mm Hg in the intensive-treatment group and 136.2 mm Hg in the standard-treatment group. The intervention was stopped early after a median follow-up of 3.26 years (K)owing to a significantly lower rate of the primary composite outcome in the intensive-treatment group than in the standard-treatment group ₍L₎**(1.65% per year vs. 2.19% per year; hazard ratio with intensive treatment, 0.75; 95% confidence interval [CI], 0.64 to 0.89; P<0.001).** ₍M₎**All-cause mortality was also significantly lower in the intensivetreatment group (hazard ratio, 0.73; 95% CI, 0.60 to 0.90; P = 0.003).** Rates of serious adverse events of hypotension, syncope, electrolyte abnormalities, and acute kidney injury or failure, but not of injurious falls, were higher in the intensivetreatment group than in the standard-treatment group.

CONCLUSIONS

Among patients at high risk for cardiovascular events but without diabetes, targeting a systolic blood pressure of less than 120 mm Hg, as compared with less than 140 mm Hg, resulted in lower rates of fatal and nonfatal major cardiovascular events and death from any cause, although significantly higher rates of some adverse events were observed in the intensive-treatment group. (Funded by the National Institutes of Health; ClinicalTrials.gov number, NCT01206062.)

From The SPRINT Research Group. A Randomized Trial of Intensive versus Standard Blood-Pressure Control. N Engl J Med 2015; 373(22): 2103-2116. ©Massachusetts Medical Society. Reprinted with permission from Massachusetts Medical Society.

フルテキスト URL：http://www.nejm.org/doi/full/10.1056/NEJMoa1511939#t=article

> (A) systolic blood pressure

(A) 収縮期血圧ですから、「最高血圧（上の血圧）」ですね。SBP が最高血圧・収縮期血圧、DBP（Diastolic）が最低血圧・拡張期血圧ですよ。

■9章と10章のこれ以降では、特に必要がない限り、収縮期血圧（最高血圧）を単に「血圧」と表記します。

最高血圧・最低血圧	
Systolic blood pressure (SBP)	最高血圧・収縮期血圧
Diastolic blood pressure (DBP)	最低血圧・拡張期血圧
今回の血圧コントロールのターゲットは、最高血圧 SBP	

(S) なるほど。続きは "to reduce cardiovascular morbidity and mortality" だから、やっぱり心血管イベントを減らすのがアウトカムなのかな？

> (B) to reduce cardiovascular morbidity and mortality

(A) Morbidity はなかなか日本語にしづらいですが、mortality は心血管イベントで亡くなってしまうという余命（生命予後）への影響、morbidity はイベントにともなう後遺障害など、生きている間の生活の質への影響と考えればよいでしょう。いずれにしても、「心血管イベントを減らすには、拡張期血圧をどの程度まで下げればよいか？」を知りたいんですよね。

Mortality と Morbidity	
Mortality	（心血管イベントの）生命予後・余命への影響
Morbidity	（心血管イベントの）生活の質への影響

S　最後は、"among persons without diabetes remain uncertain"「糖尿病を合併していない患者の降圧目標はよく分かっていなかった」ってことでしょうね？

> (C) among persons without diabetes remain uncertain

A　そうですね。この項から、「糖尿病を合併していない高血圧患者に対して、心血管イベントを減らすためには、収縮期血圧をどの程度下げれば良いか？」というテーマは、何となく見えてきました。次は、方法ですね。

> **METHODS**
> We randomly assigned (D)**9361 persons with a systolic blood pressure of 130 mm Hg or higher** and (E)**an increased cardiovascular risk**, (F)**but without diabetes**, to a systolic blood-pressure (G)**target of less than 120 mm Hg** (intensive treatment) or a (H)**target of less than 140 mm Hg** (standard treatment). (H)**The primary composite outcome** was myocardial infarction, other acute coronary syndromes, stroke, heart failure, or death from cardiovascular causes.

S　はい！　まずは患者 Patient ですよね。"9,361 persons with a systolic blood pressure of 130 mm Hg or higher" は収縮期血圧 130mmHg 以上。"increased cardiovascular risk" は心血管リスクの高い人。"but without diabetes" は糖尿病なしだから、「心血管リスクは高いが、糖尿病のない高血圧の患者（最高血圧 130mmHg 以上の患者）」が Patient ですね。

> We randomly assigned (D)**9361 persons with a systolic blood pressure of 130 mm Hg or higher** and (E)**an increased cardiovascular risk**, (F)**but without diabetes**, to...

(A) 長い文章になってますが、ちゃんと読み取れましたね！ その続きは？

(S) さっきの条件を満たす患者さん 9,361 人を、120mmHg 以下を目標にする積極治療群（intensive treatment）と、140mmHg 以下を目標にする通常治療（standard treatment）群の二群に分けた。これが、介入と対照ですよね。

> to a systolic blood-pressure (G)**target of less than 120 mm Hg** (intensive treatment) or a (H)**target of less than 140 mm Hg** (standard treatment).

Methods から読み取れる "PIC"	
P (Patient)	糖尿病のない高血圧患者 （血圧 130mmHg 以上）
I (Intervention)	積極的な血圧コントロール （目標血圧 120mmHg 以下）
C (Comparator)	通常の血圧コントロール （目標血圧 140mmHg 以下）

あれ、130mmHg 以上の人なのに、140mmHg 以下って、どういうことでしょう？

(A) 組み入れ基準は「最高血圧 130mmHg の人」ではなくて、「最高血圧 130mmHg『以上』の人」ですから、もっと状態の悪い、血圧の高い人も混じっています。

(S) そうか、150mmHg の人とか、160mmHg の人も混じってるわけ

ですね。

A 次回のテーマになりますが、参加者の患者背景を記した表をちょっとのぞいて見ると、試験開始時に最高血圧が 145mmHg 以上の人も 3 分の 1 強います。ですから、140mmHg 以下でも十分に目標になるんですね。

S なるほど、あくまで「130mmHg 以上」ってことか…140mmHg 対 130mmHg とか、何か細かい話ですね。

A 一見、「なんで大規模な RCT までして？」って感じるかもしれません。ただ、生活習慣病のような病気ですと、「臨床検査値がいくつ以上の人を『病気』とみなすか？」とか、「治療の目標をいくつに設定すべきか？」のような線引きは、相当重要になってくるんですよ。

S 線引きが、重要になる？

A はい。高血圧や脂質異常症、糖尿病のような病気は、初期段階では自覚症状がありません。ですから、血圧やコレステロール値を測ったときに、どの程度までが「正常値」で、どこからが治療が必要な「異常値」なのかは、どこかで割り切って決めてしまうしかないんですね。

S 何か症状が出る病気なら、症状の有無で判断できるけど、生活習慣病だと検査値で引っかけるしかないってことか…

A 正常と異常の線引きをどこにおくかで、患者数は大きく変わります。例えば 140mmHg 以上を高血圧とするか、120mmHg 以上を高血圧とするかで、引っかかる人数は全く変わりますよね。

自覚症状のない病気だと…
「この数値を超えたら異常」の基準を 決める必要あり
「正常」「異常」の線引きの位置で 患者数は大きく変化

S そうか…あとは、治療目標でも変わる？

A はい。降圧目標を低めに設定すればするほど、より強力な治療が必要になります。

S　強力な治療をすれば、それだけ血圧は大きく下げられますよね。

A　そうですね。ひたすら血圧を下げることだけを目標にするなら、正常と異常の線引きをどんどん下げて、基準に引っかかる人数すなわち患者数をどんどん増やす。さらに治療目標を低めに設定して、どんどん強力な治療をする…でも良いですが、ちょっと考えないといけないことがあります。

S　あ！　何となく、分かった気がします。「血圧が下がったから嬉しいんじゃなくて、血圧が下がると心筋梗塞が減ったり、長生きできることを示さないとダメ…」ってことかな？

A　大正解！「わかりません」「わかってきたかも」で何度も繰り返してきた、代理のアウトカムと真のアウトカムの話ですね。

S　心筋梗塞を減らせるとか、死亡を減らせるとか、嬉しさを実感できる真のアウトカムを改善できることが示せないと、本当の価値はわからないってことですよね。

A　そうですね。なので、「高血圧の判定基準を厳しくして、治療対象者を増やして、真のアウトカムは改善するの？」「治療目標を厳しくして、より積極的な治療をして、真のアウトカムは改善するの？」のような研究はとても重要です。

S　真のアウトカムが変わらないのなら、血圧だけ下げても意味がないってことですね。わかりました！

9.2　リスク比やオッズ比と、よく似てるけど？

A　では、アウトカムを見ていきましょう。ちょうど次の文章ですね。

> ①**The primary composite outcome** was myocardial infarction, other acute coronary syndromes, stroke, heart failure, or death from cardiovascular causes.

S　はい！　"The primary composite outcome..." だから、一番注目したアウトカムは複合アウトカムですね。"myocardial infarction, acute coronary syndrome, stroke, heart failure, death from cardiovascular causes"... 心筋梗塞とか、脳卒中とか、心不全とか、心血管イベントによる死亡とかをまとめてカウントしたのが、プライマリ・アウトカムです！

■ myocardial infarction：心筋梗塞
acute coronary syndrome：急性冠症候群
stroke：脳卒中
heart failure：心不全
death from cardiovascular causes：心血管死亡
です。

(A) 少しは、読み慣れてきましたか？ 複合アウトカムなので、どのイベントが起きても等しく「1件」とカウントするわけですね。

(S) 心血管系の複合アウトカムの発症が、積極治療と通常治療で変化するかどうかを見るRCTなんですね。…あれ？ 前読んだのとPICOがほとんど一緒だ。それなら、リスク比やオッズ比で評価できそうですが、今までと何か違うんでしょうか？

(A) いいところに気がつきましたね。ここからが、今回の論文の面白いところです。ちょうどMethodsを読み終わったので、PICOをまとめ直して、Resultsに進みましょう。

(S) はい！

> P：糖尿病のない高血圧患者に
> I：120mmHg以下を目標とする積極治療をおこなうと
> C：140mmHg以下が目標の通常治療と比較して
> O：心血管系の複合アウトカムを減らせるかどうか

Methodsから読み取った "PICO"	
P (Patient)	糖尿病のない高血圧患者に（血圧130mmHg以上）
I (Intervention)	積極的な血圧コントロールを行うと（目標血圧120mmHg以下）
C (Comparator)	通常の血圧コントロールと比較して（目標血圧140mmHg以下）
O (Outcome)	心血管系の複合イベントがどう変化するか

ですよね？

(A) よくできました！ では、Resultsです。

RESULTS

At 1 year, (J)<u>the mean systolic blood pressure was 121.4 mm Hg in the intensive-treatment group and 136.2 mm Hg in the standard-treatment group</u>. The intervention was stopped early after a median follow-up of 3.26 years (K)<u>owing to a significantly lower rate of the primary composite outcome in the intensive-treatment group than in the standard-treatment group</u> (L)<u>(1.65% per year vs. 2.19% per year; hazard ratio with intensive treatment, 0.75; 95% confidence interval [CI], 0.64 to 0.89; P<0.001)</u>. (M)<u>All-cause mortality was also significantly lower in the intensivetreatment group (hazard ratio, 0.73; 95% CI, 0.60 to 0.90; P = 0.003)</u>. Rates of serious adverse events of hypotension, syncope, electrolyte abnormalities, and acute kidney injury or failure, but not of injurious falls, were higher in the intensivetreatment group than in the standard-treatment group.

(S) 最初は、1年後の血圧値ですね。積極治療群は平均121.4mmHg、通常治療は136.2mmHg だから、確かに積極治療群のほうが血圧が大きく下がってます。

> (J)<u>the mean systolic blood pressure was 121.4 mm Hg in the intensive-treatment group and 136.2 mm Hg in the standard-treatment group.</u>

(A) 「血圧をより大きく下げる」という仮の目標は、とりあえず達成できていますね。ここから先が、本題です。

(S) ちゃんと真のアウトカムを改善できるか、ですよね。"The intervention was stopped early after ... 3.26 years"? あれ、途中で試験が終わっちゃったんですか？

(A) 続きに、理由が書いてありますよ。

> owing to a significantly lower rate of the primary composite outcome in the intensive-treatment group than in the standard-treatment group

S "owing to a significantly lower rate of primary composite outcome in the intensive-treatment group than in the standard group"... 積極治療群のアウトカム発生率が、通常治療群のアウトカム発生率より十分に低かったから、途中で終えたんですか？ 良い結果が出たならば、最後まで続けてもいいんじゃないのかな？

A 長期間の臨床試験では、途中で中止されることもあります。今回のケースでは、次に "1.65% per year vs 2.19% per year" とあるように、積極治療群と通常治療群で大きな差が出ています。大きな差が出たと分かっている状態で、臨床試験をそのまま続けますと、対照群に割り付けられた人にはかえって不利益になってしまいますね。

> 介入群の効果が
> 対照群よりも非常に優れているとき
>
> そのまま臨床試験を続けると、
> 対照群に不利益生じる
>
> 「うまく行きすぎて」試験が早期に終了することもある

S そうか！ 「積極治療のほうが効く」と分かったなら、そこで試験を終えて、みんなに積極治療をしたほうがよいってことですね。

A その通りです。もちろん新薬に重大な副作用が生じて中止になるパターンもありますが、今回のように「良く効きすぎた」ために早期終了になる臨床試験もあるってことは、覚えておくとよいですね。

S 良すぎて中止ってパターンも、あるわけですね。

A はい。

> Ⓛ (1.65% per year vs. 2.19% per year; hazard ratio with intensive treatment, 0.75; 95% confidence interval [CI], 0.64 to 0.89; P<0.001).

　　さて、「1.65% vs 2.19%」は簡単に読めると思いますが、その次に出てくる数字が、今回のハイライトです。

Ⓢ　"Hazard ratio with intensive treatment, 0.75; 95%CI, 0.64 to 0.89; p<0.0001"???　今までだったらリスク比 risk ratio とか、オッズ比 odds ratio が出てきそうなのに、ハザード比？

Ⓐ　後ろにくっついている値は、どうですか？

Ⓢ　95% 信頼区間が 0.64 から 0.89 で、p 値がすごく小さい。何となくリスク比やオッズ比みたいに、「95% 信頼区間が 1 をまたいでないから、有意に下げる」って解釈できそうですが、これでいいのかな？

Ⓐ　解釈は、今の通りで大丈夫ですよ。

Ⓢ　お、助かった！

Ⓐ　突然出てきたこのハザード比・hazard ratio ですが、『わかってきたかも!?「医療統計」』の最後で少しだけお話ししたものです。

Ⓢ　えーと、どこでしたっけ？？

Ⓐ　最後の章、生存時間分析のところですね。

Ⓢ　生存時間分析ってのは…うーん…

Ⓐ　長期間の臨床試験で、「イベントが起こるかどうか」だけじゃなくて、「イベントがいつ起こるか？」も考慮したいときの分析手法ですね。

リスク比・オッズ比とハザード比	
リスク比 オッズ比	イベントが起こるかどうか？ を評価
ハザード比	イベントが起こるかどうかに加え、 「いつ発生するか？」も評価

結果の解釈は、リスク比・オッズ比と同じ
（信頼区間が1をまたいでいるかどうか）

S　あ、ちょっとずつ思い出してきました！　リスク比やオッズ比だと、5年間追跡したときに初日にイベントが起きた人も、4年364日目にイベントが起きた人も、同じようにカウントされちゃうってことですよね。

A　そうですね。リスク比やオッズ比は「期間中のどこかで起きた」ということしか考慮できません。もう一点、今回のような大がかりな臨床試験では、イベント以外の理由でも、試験からいなくなってしまう人が少なからずいます。

S　病院に来なくなっちゃうとかですよね。何て言うんだったかな…あ、打ち切り？

A　よく思い出せました！　打ち切り、censor ですね。途中でいなくなった人を試験から抜いてしまうと、被験者数が激減してしまいます。また、「最後まで残った人」は「最後まで残れるくらい、特別元気だった人」である可能性もありますから、その人だけを分析するのはバイアスを生みます。

S　全体の代表じゃなくなっちゃうんですよね。

A　はい。途中でいなくなった人・打ち切りデータも捨ててしまわずに、「少なくともこの時まではイベントが起きてなかった」という情報を組み込むために考案されたのが、生存時間分析です。

■生存時間分析での「打ち切り」
10章でも紹介しますが、追跡期間が終わるまでイベントが起きずに「無事だった」人も、「イベントが発生する前に追跡自体が打ち切られた」という意味で、広い意味で「打ち切り例」に含まれます。

生存時間分析の強みとは？	
1	イベントがいつ起きたかの情報を組み込める
2	打ち切り例も、打ち切り発生までの情報を組み込める

S 単なるイベントありなしじゃなくて、イベントが起こるまでの時間も考慮できる。途中で打ち切られたデータも、打ち切り寸前までのデータは組み込める。それが、生存時間分析ってことですね？

A 思い出してきましたね！ そして生存時間分析の際に、「ある要因がイベント発生に影響しているか？」を評価するものさしが、さきほどのhazard ratio、ハザード比です。

生存時間分析でのハザード比の役割
さまざまな要因が、イベント発生にどのように影響するかを評価

S さっき、解釈は今まで通りで大丈夫ってありましたよね。今回のハザード比0.75は、リスク比みたいに「1より小さいから有意に下がる」って解釈でいいってことでしょうか？

A そうですね。論文をまとめて報告する際には、ハザード比とリスク比をほとんど同じものと考えて、ハザード比0.75でも「イベント発症確率を0.75倍に下げる」と記述してしまうこともあります。本来は少し違う概念なのですが、「1を切ったらイベント起こりにくい。1より大きかったらイベント起こりやすい」は正しい解釈なので、ナナメ読みの時には「リスク比のようなもの」と考えてもよいかもしれません。ハザードの少し詳しい定義は、次回に説明しましょう。

S わかりました！ 同じように読んでいいなら、複合アウトカムのハザード比が0.75で、有意に下がってます。

A 続きはどうでしょう？

■少し違う概念
リスク比が2倍であれば、期間中にイベントが起きた人の割合はちょうど2倍になります。しかしハザード比2倍の場合は、同じ数値を計算したときにちょうど2倍にはならず、観察期間によって変動します。（十分長い期間で観察すれば、どちらの群でもほぼ全員にイベントが起こるので、割合は1倍に近づいていきます。）

> (M) All-cause mortality was also significantly lower in the intensivetreatment group (hazard ratio, 0.73; 95% CI, 0.60 to 0.90; P = 0.003).

(S) All-cause mortality だから、全死亡ですね。全死亡も、積極治療群と通常治療群のハザード比が 0.73・95% 信頼区間が 0.60 から 0.90 で、1 をまたいでないから「全死亡も有意に減る」と言えそうです！

(A) よくできました！ ハザード比も含めて、PECO をまとめてみましょうか。

(S) はい！

> P：糖尿病のない高血圧患者に
> E：130mmHg 以下を目標とする積極治療をおこなうと
> C：140mmHg 以下が目標の通常治療と比較して
> O：心血管系の複合アウトカムのハザード比が 0.75 倍になる。全死亡のハザード比は 0.73 倍になる

です！

数値を含んだ PICO のまとめ	
Patient	糖尿病のない高血圧患者に （血圧 130mmHg 以上）
Intervention	積極的な血圧コントロールを行うと （目標血圧 120mmHg 以下）
Comparator	通常の血圧コントロールと比較して （目標血圧 140mmHg 以下）
Outcome-1	心血管系の複合イベントのハザード比 0.75 倍
Outcome-2	全死亡のハザード比 0.73 倍

9.3 おわりに

(A) 今回は、生存時間分析のRCTを読んでみました。

(S) 「ハザード比」ってのがまだあいまいですが、論文自体はシンプルにまとまっていたので、PECOは素直に作れました！

(A) 長期間の臨床試験では、ハザード比はとても頻繁に出てきます。次回は生存曲線の読み方など、図表を読んで見ましょう。

(S) よろしくおねがいします！

第10章 生存時間分析の読み方 その2

10.0 はじめに

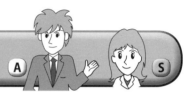

S　おはようございます！

A　おはようございます。これまで、さまざまなテーマの論文を読んできました。

S　PECOは、

> P：糖尿病のない高血圧患者に
> E：130mmHg以下を目標とする積極治療をおこなうと
> C：140mmHg以下が目標の通常治療と比較して
> O：心血管系の複合アウトカムのハザード比が0.75倍になる。全死亡のハザード比は0.73倍になる

数値を含んだPICOのまとめ	
Patient	糖尿病のない高血圧患者に（血圧130mmHg以上）
Intervention	積極的な血圧コントロールを行うと（目標血圧120mmHg以下）
Comparator	通常の血圧コントロールと比較して（目標血圧140mmHg以下）
Outcome-1	心血管系の複合イベントのハザード比0.75倍
Outcome-2	全死亡のハザード比0.73倍

でした。ハザード比ってのはよくわからないけど、とりあえずリスク比みたいに考えて、1より小さければ「起こりにくい」ってことでしたよね。

Ⓐ そうですね。今回は図表を見ながら、結果の解釈のしかたをお話ししましょう。

Ⓢ よろしくおねがいします！

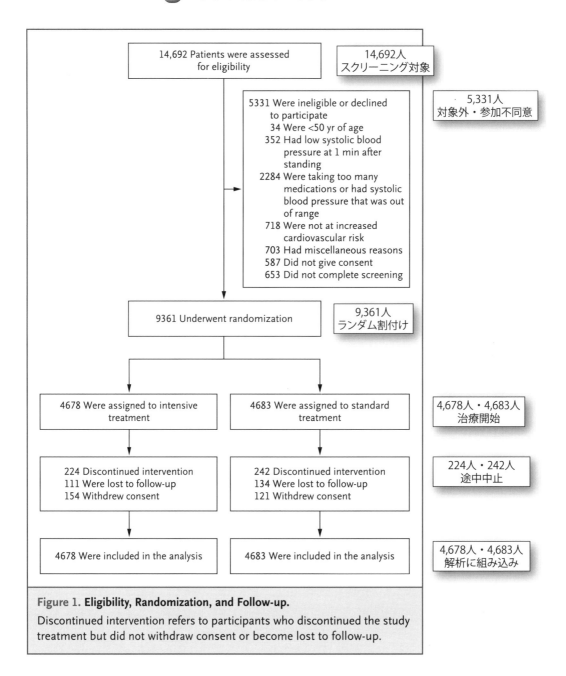

Figure 1. **Eligibility, Randomization, and Follow-up.**
Discontinued intervention refers to participants who discontinued the study treatment but did not withdraw consent or become lost to follow-up.

10.1　生存時間分析も、フローチャートから！

A　出てきた順番に見ていきましょうか。まずは、Figure 1 ですね。これは、見覚えがある形ですよね。

S　はい！　いつも出てくるフローチャートです。

14,962 patient assessed... だから、14,962 人が最初のスクリーニングの対象になった。そのうち 5,331 人が組み入れ基準を満たさずに落とされた。"9,361 underwent randomization" だから 9,361 人が積極治療群 4,678 人と通常治療群 4,683 人に割り付けられた。

A　いいですね！　続けましょう。

S　治療中断（discontinued）とか、追跡できなくなった（lost to follow-up）とか、同意を撤回した（withdrew consent）で、それぞれの群で 100-200 人くらい脱落してます。あれ？　なのに、解析に含めた人数は、さっきの 4,678 人と 4,683 人のままですよ。

A　一瞬誤植かな？　と思いますが、このままでいいんですよ。3、4 章の肺炎球菌の RCT のところで説明した ITT 解析の話、覚えてますか？

S　あ！　そうか。最後まで治療を完了できた人だけを組み込むと、それ自体がバイアスを生むこともあるって話でしたね。治療中にいなくなった人も、解析には組み込まないといけないのか。

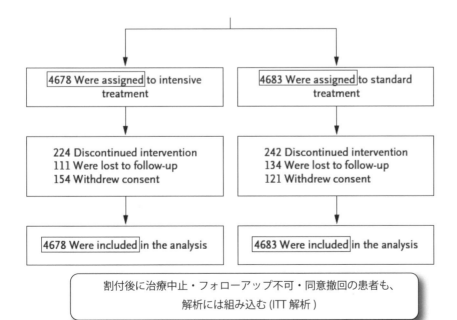

A その通りです。次のTable 1、これもおなじみの両群の患者背景ですが、各群の患者数を見ますと、Intensive treatmentが4,678人・Standard Treatmentが4,683人で、確かに最初に割り付けられた人数と一致してますよね？

S ホントですね。治療を完了した人じゃなくて、治療を開始した人を全員分析に組み込んでるんですね。

A そうですね。Table 1の内容を見ていくとページがまた尽きてしまうので、次の図表に進みましょう。今度は、Figure 2です。

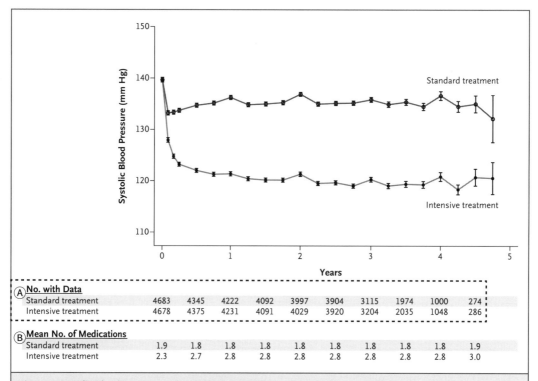

Figure 2. Systolic Blood Pressure in the Two Treatment Groups over the Course of the Trial.
The systolic blood-pressure target in the intensive-treatment group was less than 120 mm Hg, and the target in the standard-treatment group was less than 140 mm Hg. The mean number of medications is the number of blood-pressure medications administered at the exit of each visit. I bars represent 95% confidence intervals.

S 何かの折れ線グラフみたいですね。"Systolic Blood Pressure in the Two Treatment..." だから、各群の最高血圧を追跡したグラフかな？

A 両群で、降圧効果はどうでしょう？

S 積極治療群が120mmHg前後、通常治療群が130mmHg前後で推移してます。血圧については、積極治療でちゃんとコントロールできてるってことですかね？

Ⓐ 前にお話しした通り、「血圧を下げたら全死亡が変化するか？」を見たいときに、降圧治療をしたのに血圧が下がっていなかったら、比較のしようがありませんよね。

> **評価したい介入はなに？**
>
> 血圧を下げることの心血管イベントへの影響
>
> → そもそも血圧が下がっていなければ、前提が成り立たない…

Ⓢ 今回は血圧は下がってるから、前提はクリアできたってことですね！ このグラフ、他に大事なことありますか？

Ⓐ いろいろありますが、一つだけ見ましょう。図の少し下の "No. with data", それぞれの群で分析対象として残ってる人が何人いるかを示しています。

Ⓐ No. with Data										
Standard treatment		4683	4345	4222	4092	3997	3904	3115	1974	1000	274
Intensive treatment		4678	4375	4231	4091	4029	3920	3204	2035	1048	286

Ⓢ 最初の4,683と4,678は、さっきの各群に割りつけられた人数に一致してますね。そこから6ヶ月ごとに見ていって…あれ、最後は274人と286人!? すごく減っちゃうんですね。

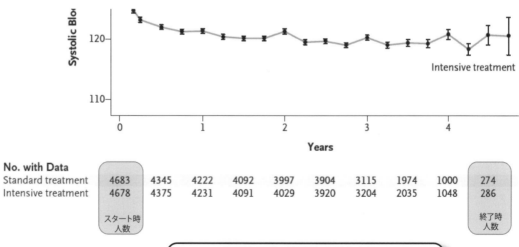

積極治療群・通常治療群ともに、試験終了時までデータが取れた症例数は5-6%程度

(A) 長期間の研究や、かなり重症の人が多い研究ですと、追跡期間の最後まで残っている人が相当少なくなることもあります。

(S) 多くの人にイベントが起きたってことなんでしょうか？

(A) もちろんイベントが起きたら追跡終了になりますが、ちょっとTable 2 を見てみましょう。プライマリ・アウトカムは心血管系複合イベントの発症ですが、発症した人は何人いますか？

Table 2. Primary and Secondary Outcomes and Renal Outcomes.*

Outcome	Intensive Treatment		Standard Treatment		Hazard Ratio (95% CI)	P Value
	no. of patients (%)	% per year	no. of patients (%)	% per year		
All participants	(N = 4678)		(N = 4683)			
Primary outcome†	243 (5.2)	1.65	319 (6.8)	2.19	0.75 (0.64–0.89)	<0.001
Secondary outcomes						
Myocardial infarction	97 (2.1)	0.65	116 (2.5)	0.78	0.83 (0.64–1.09)	0.19
Acute coronary syndrome	40 (0.9)	0.27	40 (0.9)	0.27	1.00 (0.64–1.55)	0.99
Stroke	62 (1.3)	0.41	70 (1.5)	0.47	0.89 (0.63–1.25)	0.50
Heart failure	62 (1.3)	0.41	100 (2.1)	0.67	0.62 (0.45–0.84)	0.002
Death from cardiovascular causes	37 (0.8)	0.25	65 (1.4)	0.43	0.57 (0.38–0.85)	0.005
Death from any cause	155 (3.3)	1.03	210 (4.5)	1.40	0.73 (0.60–0.90)	0.003
Primary outcome or death	332 (7.1)	2.25	423 (9.0)	2.90	0.78 (0.67–0.90)	<0.001
Participants with CKD at baseline	(N = 1330)		(N = 1316)			
Composite renal outcome‡	14 (1.1)	0.33	15 (1.1)	0.36	0.89 (0.42–1.87)	0.76
≥50% reduction in estimated GFR§	10 (0.8)	0.23	11 (0.8)	0.26	0.87 (0.36–2.07)	0.75
Long-term dialysis	6 (0.5)	0.14	10 (0.8)	0.24	0.57 (0.19–1.54)	0.27
Kidney transplantation	0		0			
Incident albuminuria¶	49/526 (9.3)	3.02	59/500 (11.8)	3.90	0.72 (0.48–1.07)	0.11
Participants without CKD at baseline∥	(N = 3332)		(N = 3345)			
≥30% reduction in estimated GFR to <60 ml/min/1.73 m^2§	127 (3.8)	1.21	37 (1.1)	0.35	3.49 (2.44–5.10)	<0.001
Incident albuminuria¶	110/1769 (6.2)	2.00	135/1831 (7.4)	2.41	0.81 (0.63–1.04)	0.10

* CI denotes confidence interval, and CKD chronic kidney disease.
† The primary outcome was the first occurrence of myocardial infarction, acute coronary syndrome, stroke, heart failure, or death from cardiovascular causes.
‡ The composite renal outcome for participants with CKD at baseline was the first occurrence of a reduction in the estimated GFR of 50% or more, long-term dialysis, or kidney transplantation.
§ Reductions in the estimated GFR were confirmed by a second laboratory test at least 90 days later.
¶ Incident albuminuria was defined by a doubling of the ratio of urinary albumin (in milligrams) to creatinine (in grams) from less than 10 at baseline to greater than 10 during follow-up. The denominators for number of patients represent those without albuminuria at baseline.
∥ No long-term dialysis or kidney transplantation was reported among participants without CKD at baseline.

(S) Table 2 の、"All participants" → "Primary Outcome" ですよね。積極治療群が 243 人、全体の 5.2% で、1 年あたり 1.65%。通常治療群が 319 人、全体の 6.8% で 1 年あたり 2.19%…あれ、最後まで追跡できた人数は全体の 5-6% 程度で、9 割以上がいなくなっていたのに、イベントが起きた人も 5% 以下!?

Outcome	Intensive Treatment 積極治療		Standard Treatment 通常治療		Hazard Ratio (95% CI)	P Value
	no. of patients (%)	*% per year*	*no. of patients (%)*	*% per year*		
All participants	(N = 4678)		(N = 4683)			
Primary outcome†	243 (5.2)	1.65	319 (6.8)	2.19	0.75 (0.64–0.89)	<0.001

> イベントが起きた症例も、全体の5-6%
> →多くの症例が打ち切り？

(A) だからこそ、打ち切りを考慮した解析が重要なんですね。

(S) そうか、かなり多くの人は他の理由で試験から外れてしまうから、その人たちを全部除外してしまったら、バイアスがすごく大きくなってしまうってことですよね！

(A) その通りです！「打ち切り例」は追跡不可能だけでなくて、あらかじめ定めた観測期間が終了するまでずっとイベントを起こさずに元気に過ごせた人も含まれますよ。

(S) …？　どういうことですか？

(A) 「打ち切り」っていう言葉は、なんとなく「いなくなってしまった」のようなネガティブなイメージがありますが、「5年間ずっと元気に過ごしたから、もう追跡は終了しましょう」のような被験者も入るってことです。

(S) なるほど、転院でいなくなっちゃった人も、最後まで元気だった人も、どちらも「打ち切り」なんですね！

「打ち切り例」とは？	
「ネガティブ」な打ち切り	途中で追跡不能など
「ポジティブ」な打ち切り	観察期間終了までイベントなしなど
今回の血圧コントロールのターゲットは、最高血圧 SBP	

(A) 言葉のイメージにつられないように、注意しましょう。さて、Table 2 には、前回のハザード比がたくさん出ていますね。

S 「リスク比と同じように読めばいい」ってことは…とりあえず、95%信頼区間が1をまたいでいるかどうかですよね。プライマリ・アウトカムの混合リスクは、点推定値0.75倍で、信頼区間が0.64-0.89で、1をまたいでないから、「積極治療で有意に減る」と言えそうです。

A 読み方、慣れてきましたね！ セカンダリ・アウトカムはどうでしょう？

S ハザード比で見ると、心筋梗塞（myocardial infarction）から脳卒中（Stroke）までの3つは、信頼区間が1をまたいでいるから有意じゃないですね。そこから下、心不全（heart failure）から「複合アウトカムもしくは死亡」までは、有意に減ってます！

Outcome	Intensive Treatment (N = 4678)		Standard Treatment (N = 4683)		Hazard Ratio (95% CI)	P Value
All participants						
Primary outcome†	243 (5.2)	1.65	319 (6.8)	2.19	0.75 (0.64–0.89)	<0.001
Secondary outcomes						
Myocardial infarction	97 (2.1)	0.65	116 (2.5)	0.78	0.83 (0.64–1.09)	0.19
Acute coronary syndrome	40 (0.9)	0.27	40 (0.9)	0.27	1.00 (0.64–1.55)	0.99
Stroke	62 (1.3)	0.41	70 (1.5)	0.47	0.89 (0.63–1.25)	0.50
Heart failure	62 (1.3)	0.41	100 (2.1)	0.67	0.62 (0.45–0.84)	0.002
Death from cardiovascular causes	37 (0.8)	0.25	65 (1.4)	0.43	0.57 (0.38–0.85)	0.005
Death from any cause	155 (3.3)	1.03	210 (4.5)	1.40	0.73 (0.60–0.90)	0.003
Primary outcome or death	332 (7.1)	2.25	423 (9.0)	2.90	0.78 (0.67–0.90)	<0.001

（プライマリアウトカム 有意に減少）
（セカンダリアウトカム 心不全・心血管死・全死亡「プライマリor死亡」の4つは有意に減少）

A 結果の解釈のしかたは、ハザード比もリスク比もオッズ比もいっしょです。そこから下は、腎不全を合併してる人など、ちょっと特殊な患者集団の結果なので省略して、次のFigure 3に行きましょう。Figure 3と4が、生存分析・ハザード比の「肝」と言えます。

S お願いします！

10.2　そもそも、ハザードって？

S Figure 3を見てみます。Aが複合アウトカムの発症、Bが全死亡（death from any cause）ですよね。グラフの中に、もう一つグラフがあるように見えます。

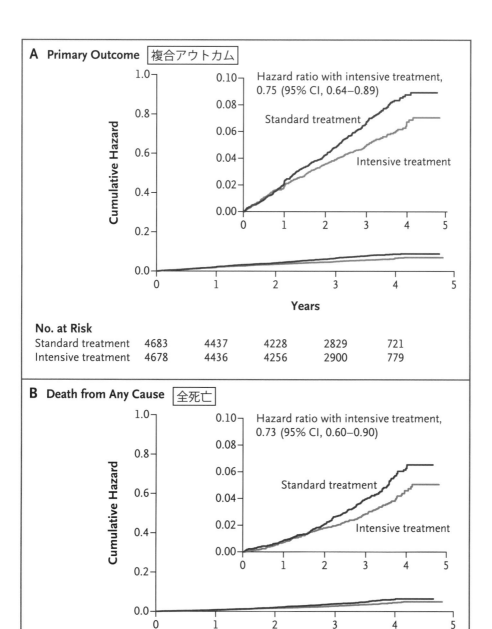

Figure 3. Primary Outcome and Death from Any Cause.

Shown are the cumulative hazards for the primary outcome (a composite of myocardial infarction, acute coronary syndrome, stroke, heart failure, or death from cardiovascular causes) (Panel A) and for death from any cause (Panel B). The inset in each panel shows the same data on an enlarged y axis. CI denotes confidence interval.

Ⓐ　グラフが二つに見えるのは、縦軸を拡大して表示しているからで、実質的には同じことですよ。両方とも、横軸が時間、縦軸がハザードです。

Ⓢ　あ、なるほど。複合アウトカム発症も全死亡も、時間が経つと「ハザード」がだんだん大きくなってますね。積極治療と標準治療を比べると、標準治療の方が小さいのかな？

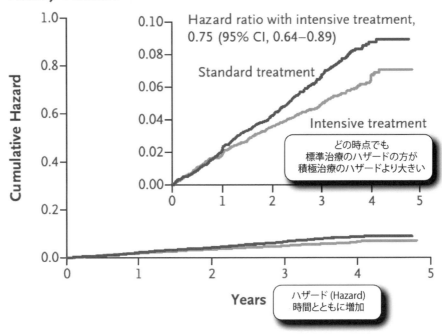

Ⓐ　二つ、大事なポイントを突いてくれましたね！

Ⓢ　？

Ⓐ　まずは、「ハザードが時間が経つと大きくなる」ってことです。これは、イベントの起こりやすさが、時間の経過とともに変わることに対応しています。

Ⓢ　起こりやすさが、変わる？　…死亡人数が増えるってことでしょうか？

Ⓐ　単純に「人数」ですと、終わりの方はもともとの人数が減っているので、比較がしづらくなります。でも、「同じ人数を一定時間追いかけたときに、何人が亡くなるか？」の死亡率ならば、残ってい

る人数の影響は受けませんね。

(S)　なるほど。じゃあ、死亡率が変わっていくってことかな？

(A)　死亡率のような、「イベントの発症率」が変わるってことです。

ハザードが時間が経つと大きくなる？
時間が経つほど、イベントが「起こりやすく」なる
イベント発生数でなく、イベント発生率に着目

実はハザードは、「時間をうんと短くとったときの、『瞬間』のイベント発症率」として定義されます。

(S)　瞬間の、発症率？

(A)　通常の発症率や死亡率は、**10万人を1年追いかけて●人発症**とか、**10万人年あたり△人死亡**などと定義されますよね。これを1年じゃなくて、1ヶ月→1時間→1分→1秒とどんどん短くしていって、「**今ここにいる1,000人のうち、次の瞬間までに何人にイベントが起きるか？**」を計算したのが、ハザードなんです。

基本的には「ある時点でのイベントの起こりやすさ」と関連すると考えて大丈夫ですよ。

ハザード
ある時点での起こりやすさと関連
ハザード大：起こりやすい ハザード小：起こりにくい

第10章　生存時間分析の読み方　その2

S うーん、ハザードが大きければイベントが起こりやすい、ハザードが小さければイベントが起こりにくいってことですよね？

A はい。時間が経つほどどちらの群もハザードが大きくなる。でも、同じ時間でハザードを比べると、積極治療群の方が通常治療群よりもいつも小さい。この二つが、グラフから読み取れますね。

S だとすると、「時間が経つほど、どちらの群でもイベントが起こりやすくなる」「同じ時点で比べたら、いつも積極治療群の方がイベントが起こりにくい」ってことですよね？

グラフから読み取れる「ハザード」の動き	
1	時間が経つほど、どちらの群でもハザード増大
2	同じ時間でのハザードは、常に積極群＜通常群

グラフから読み取れるイベントの起こりやすさ	
1	時間が経つほど、どちらの群でもイベントが起こりやすくなる
2	同じタイミングでは、積極群のほうが通常群よりイベントが起こりにくい

A その通りです。今まとめてもらった二つが、この論文で使われている"Cox比例ハザードモデル"のカギなんですよ。

S お、難しそうな言葉が出てきた…

A 「わかってきたかも」でも触れたんですが、少し駆け足だったので、覚えていないかもしれませんね。"Cox比例ハザードモデル"は、生存時間分析の論文では非常によく出てくるモデルです。

S Coxは分からないけど、ハザードは、さっきのハザードですよね？

この論文で使われたモデル
Cox 比例ハザードモデル (proportional hazard model)

A そうですね。このモデルの前提は二つあって、
「ハザードは時間によって変化してもかまわない」
「だけど、固定した時点で『介入群のハザード』と『対照群のハザード』を割り算して比をとった値は、いつも一定」

Cox 比例ハザードモデルの前提	
前提1	ハザードは、時間によって変化しても OK
前提2	$\dfrac{積極指導群のハザード}{通常治療群のハザード}$ の値（ハザード比）は、つねに一定

…ということなんです。

S うーん、さっきと似ているような、違うような…時間によって変化しても OK ってところは、一緒ですよね。後半は？

A 例えば試験開始1ヶ月後に、$\dfrac{積極治療群のハザード}{通常治療群のハザード}$ を計算したら、0.8 だったとしましょう。この 0.8 という値が、1 年後でも 3 年後でも変わらないで、ずっと 0.8 のままってことですよ。

S グラフから読み取ったのは、「積極指導群のハザードは、いつも通常指導群のハザードより小さい」でしたよね。比例ハザードモデルの仮定のほうが、ちょっと厳しい条件ですか？

A そうですね。グラフからは、「比がいつも一定」までは保証されません。ただ、少なくとも差が大きく伸び縮みしたり、あるいは途中で交差したりはしていないので、この仮定でなんとか分析が出来そう、ぐらいに考えておけばいいかと思います。

■通常は時間がたつほど、加齢や病気の進行などの影響が強くなるため、各時点でのイベント発生率は大きくなっていきます。それゆえ、ハザードそのものが全期間一定であることは考えにくく、前提1の「時間によってハザードが変化しても良い」という仮定は事実上必須です。

Cox 比例ハザードモデルがあてはまらないとき
1	各群の生存曲線の差が大きく伸び縮みするとき
2	各群の生存曲線が交差しているとき

S 分かりました。で、仮定をおくとどんな嬉しいことがありますか？

A それは、Figure 4 で見てみましょう！

10.3 ハザード比、何に支配される？

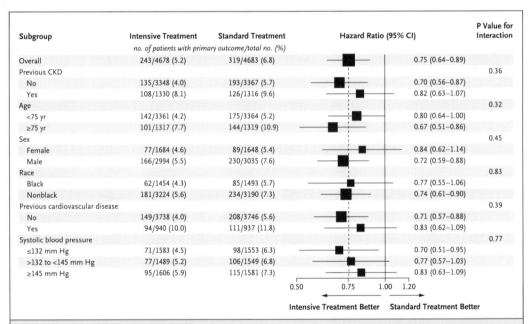

Figure 4. Forest Plot of Primary Outcome According to Subgroups.
The dashed vertical line represents the hazard ratio for the overall study population. The box sizes are proportional to the precision of the estimates (with larger boxes indicating a greater degree of precision). The subgroup of no previous chronic kidney disease (CKD) includes some participants with unknown CKD status at baseline. Black race includes Hispanic black and black as part of a multiracial identification.

S Figure 4 は、何となくメタアナリシスのグラフに似ていますね。

A そうですね。点推定値と 95%CI が縦に並んでいて、フォレストプロットにそっくりですね。ただ、Figure 4 はメタアナリシスとは違って、結果を一つに統合するためのグラフではありません。

S よく似てるけど、違うのか…

A "Subgroup" のところは、何て書いてありますか？

S 腎不全の合併のありなし（Previous CKD）、年齢（75 歳以上かどうか）、性別、人種、心血管疾患の既往、最高血圧…確かに、統合はできなさそうですね。

A 実は、こちらのフォレストプロットは、「さまざまな患者背景の違いが、治療の効果に影響するかどうか？」を示しているんです。

この論文の「フォレストプロット」の意味は？

さまざまな背景因子が治療効果に及ぼす影響を
因子ごとに独立に評価

背景因子：腎不全の有無・心疾患の既往・年齢・性別・
もとの血圧 etc

メタアナリシスのように
データを統合する目的のプロットではない

S 影響？

A 全体としては積極治療に効果があったことは分かったんですが、例えば男性と女性で効き目に差があるかとか、心血管疾患の既往の有無で差があるかとか、さまざまな評価結果がまとめて表示されてるんですね。例えば、一番下の最高血圧は 3 つに区分されていますが、それぞれの結果はどうなっているでしょう？

S 1 本目の 132mmHg 以下は、95%CI が 0.51-0.95 だから、有意に下がっています。あ、だけど 132-145mmHg とか、145mmHg 以上だと、95%CI が 1 をまたいでますね。

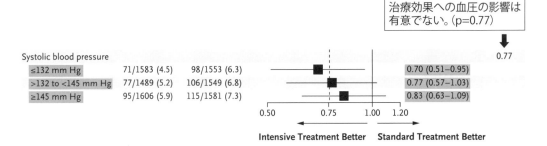

A　そうですね。もちろん、サブグループに分けると症例数は小さくなっていくので、有意にはなりにくくなります。そのため、単純に「効かない」と即断はできませんけれどね。

"<132mmHg" ">132 to <145 mmHg" ">145mmHg" の 3 つの枝を見ると、「開始時の血圧が低いグループほど治療がよく効く（ハザード比が低い）」ようにも見えますが、右端の列の "p Value for interaction" の値は 0.77 です。そのため、開始時の血圧の治療効果への影響は有意ではありません。

さまざまな要素が最終結果にどのように影響するのかを、図にするとまとめて見通すことができますね。

S　いろんな因子が効き目に影響するかどうかを、判断できるってことですね！

10.4　おわりに

A　今回は、生存時間分析の RCT から、「ハザード比」の扱い方をお話ししました。

S　いろんな要因が効き目にどう影響するかを見通せるのが、ハザード比ってことですね。…ロジスティック回帰とか、重回帰とかと、よく似てるのかな？

A　良い考え方ですね。前提条件その他はいろいろ変わってきますが、「さまざまな要因が治療効果に関わってくる（じゃまをする）

ときに、ある特定の要因がどう影響するか？」を評価するという意味では、全て共通と言えるかもしれません。

(S) 実際の世界はとっても複雑だから、いろんなことの影響をちゃんと考えないといけないってことですよね。…たくさん論文を読んできましたけど、あとは何でしょう？

(A) 新しい論文を読むのはこれでおしまいにして、最後の2章では、論文を書く・読むときの「ルールブック」のお話をしましょう。

(S) ルールブック？

(A) 中身は、次の章のお楽しみです！

■この試験（SPRINT試験）で示された「120mmHg未満を目標とする積極治療が複合イベントリスク・全死亡リスクを有意に下げる」という結果は、高血圧の治療指針について大きな議論を呼びました。日本高血圧学会は、あくまで米国の患者集団での結果であること、現段階では個別の降圧目標値の変更はしないこと、厳格な降圧治療の場合は有害事象への注意が必要なことなどに触れつつ、「日本での研究の必要性について早急に検討を進める」という見解を発表しています。

第10章 生存時間分析の読み方 その2

第11章 臨床試験登録と利益相反

11.0 はじめに

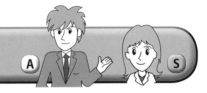

S　おはようございます！

A　おはようございます。ここまで、いろいろな論文を読んできましたね！

S　これまでの本はいろんな新しいことが出てきたけど、今回の本はひたすらPECOでした。

A　そうですね。むしろ、「PECOと図表」に気を付けさえすれば、どんな臨床研究の論文でもナナメ読みできる！ってテーマですから、同じルールがどの論文にも適用できることを体験して欲しかったんですね。

S　確かに、観察研究も介入研究も、一つの臨床試験もメタアナリシスも、PECOを意識すればすんなり読んでいけました。

A　論文の大意をつかむのには、とても便利な手法ですよね。さて、11章と12章では、新しい論文を紹介するのではなくて、論文を書くときの一般的なルールを紹介しましょう。

S　あれ、論文の読み方のお話なのに、書き方のルール？

A　ちょっとややこしいんですが、論文を書くときのさまざまなルールは、そのまま論文を読むときにも適用できるんですね。

S　??

A　この章で紹介するさまざまなルールは、もともとは論文を書くときに守るべきルールだったんです。でも、書くときに注意すべき点は、そのまま読むときに注意すべき点でもあるので、論文を読む際のチェックリストとしても使えるんですよ。

> **論文のチェックリスト**
>
> 本来は、論文を書くときのルールブック
> → 読むときのチェックリストにも、応用可能

S なるほど、書くときも読むときも、同じ点に注意すればいいってことですね。
どんなルールなんでしょう？

A たくさんのルールを一つ一つ解説していきますと、それだけで一冊の「わかりません!!」本になってしまいます。「ルールブック」自体は 12 章で詳しく説明することにして、この 11 章では、論文のナナメ読みの際に「見逃されがちだけど実は重要」な 2 つのポイントを紹介しましょう。

S わかりました！

11.1 この番号、なんだろう?

A 9 章と 10 章で読んでいた降圧治療の生存時間分析の論文を、もう一度見てみましょう。

S また、抄録ですか？

A はい。抄録の最後は、何て書いてありますか？

> **CONCLUSIONS**
>
> Among patients at high risk for cardiovascular events but without diabetes, targeting a systolic blood pressure of less than 120 mm Hg, as compared with less than 140 mm Hg, resulted in lower rates of fatal and nonfatal major cardiovascular events and death from any cause, although significantly higher rates of some adverse events were observed in the intensive-treatment group. **(Funded by the National Institutes of Health; ClinicalTrials.gov number, NCT01206062.)**

S Conclusions のところですよね？ 長い文章だけど、「高リスクで糖尿病のない高血圧患者に積極治療をすると…」って、これは前

回PECOでまとめたところと同じような…

Ⓐ　あ、そこももちろん大事なんですが、今回は本当の最後の部分です。カッコの中ですよ。

Ⓢ　え？（Funded by the National Institutes of Health; ClinicalTrials.gov number, NCT01206062）…ですか？　前半は、アメリカNIHの研究資金で実施されたってことだと思うけど、後半は何だろう？

Ⓐ　単なる整理番号にしか見えなさそうですが、ココが今回のテーマです。

Ⓢ　え!?　どういうことでしょう？

Ⓐ　ちょっと話が戻りますが、かつて『「医療統計」わかりません!!』でお話しした、出版バイアスって覚えてますか？

Ⓢ　うーん、どんな話だったかな…あ、うまく行った研究だとやる気が出るけどって話かな？

Ⓐ　そうそう、その話です。「有意差があった！」とか「新薬が効いた！」のような研究は、皆張り切って論文を書くでしょう。でも、「差がなかった…」とか「効かなかった…」のような研究ですと、ちょっと意気消沈して、筆が進まないかもしれませんよね。

Ⓢ　確かに…あと、「効いた」「差があった」って論文のほうが、「効かなかった」「差がなかった」って論文よりも、アクセプト（受理）されやすそうです。

Ⓐ　その通りですね。雑誌の査読者や編集者も、「効いた」研究と「効かなかった」研究だったら、効いた研究のほうがインパクトがある！　と考えるのは自然です。

Ⓢ　効かなかった研究が論文にならないのが、出版バイアスですか？

Ⓐ　論文への「なりやすさ」に、効いた・効かなかったの結果が影響してしまうことが、出版バイアスですね。

Ⓢ　効いたって研究ばかりが世の中に出てしまうと、効き目が過大評価されてしまうかな？

出版バイアス（publication bias）	
うまく行った研究	論文書きやすい 受理もされやすい
うまく行かなかった研究	論文書きづらい 受理もされづらい

うまく行った研究ばかりが世に出てしまう
→ 効き目は過大評価？

A 特に、システマティックレビューやメタアナリシスをやるときに、困ったことが起きます。例えば、新薬が「効く」という研究が10本、「効かない」という研究が5本あったとしましょう。

S 15本の研究結果を一つに統合して、効くか効かないかをはっきりさせるのが、メタアナリシスですよね。

A そうですね。もしこの時に、効いた10本は全部論文化されていた。だけど、効かなかった5本は最初からなかったことにされて、公表されなかったとしたら、どうなるでしょう？

S あ！ そうすると、10勝5敗だったはずなのに、10勝0敗になりますね。新薬に相当有利になっちゃいます。

A 今考えてもらったように、そもそも研究自体がなかったことにされてしまいますと、どんなに丁寧にシステマティックレビューを行っても、正しい結論は得られなくなります。

出版バイアスのメタアナリシスへの影響 （本来は10勝5敗）	
出版バイアスなし （すべて公表）	「10勝5敗」から、 結果を統合
出版バイアスあり （勝ちのみ公表）	「10勝0敗」→ 効き目は過大評価？

負けた研究が公表されない
→ そもそも統合もできない

第11章 臨床試験登録と利益相反

(S) 何とかならないんでしょうか？

(A) ちょっと不思議でしょうけど、出版バイアスがあるかどうかを図形的に判断する手法も提案されています。

(S) 図形的にわかるんですか？

(A) はい。Funnel Plot や、L'Abbé plot など、さまざまな手法が提案されています。Funnel plot は、2014年度の薬剤師国家試験にも出題されてますよ。

出版バイアスの図形的な評価法
Funnel plot , L'Abbé plot

(S) そんなことまで出るんですか！　早く生まれてよかったかも…

(A) 前に紹介したフォレストプロットと区別させる問題でした。参考までにスタチンに関する大規模臨床試験5本のデータを使って、描いてみた Funnel plot がこちらです。○や◇が、メタアナリシスに組み込まれた試験を表していますよ。

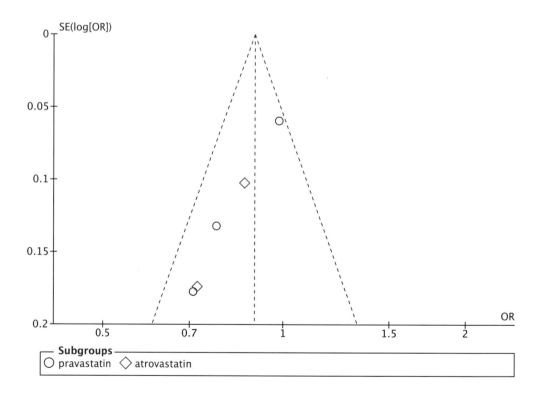

S　横軸は OR だから、オッズ比かな？

A　そうですね。縦軸は SE（Log（OR））で、ちょっとわかりづらいですが、「オッズ比の log をとったものの、標準誤差 SE」ですよ。

S　三角形の点線は、何でしょう？

A　こちらが、"Funnel plot" の "Funnel" たる部分です。"Funnel" は「ろうと」という意味です。「もし出版バイアスがなくて、効いた研究も効かない研究も同じように公表されていれば、各研究（○や◇）は三角形型（逆ろうと型）に分布するはず」という理論が後ろにあります。

S　どういうことでしょう？

A　さきほど説明したように、縦軸は「オッズ比の log の標準誤差」ですよね。一般的には、標本数が大きければ誤差は小さく、標本数が小さければ誤差は大きくなります。そして、縦軸は通常と逆で、大きくなるほど下に行きます。

S　大きくなるほど、下に行くって？

A　標準誤差が大きい研究は下に、標準誤差が小さい研究は上に行くんです。通常は、標本数が大きければ標準誤差は小さく、標本数が小さければ標準誤差は大きくなりますから…

S　だとすると、標本数の大きな研究は上側に、小さな研究は下側にプロットされるわけですね。

A　その通りです。三角形の頂点から下りている垂線が、統合したオッズ比の値です。

S　この例だと、0.9 くらいでしょうか？

A　そうですね。そして、出版バイアスがなければ、うまく行った研究もそうでない研究も「ほぼ均等に分布する」のが前提です。

S　均等に分布する？

A　オッズ比が 0.9 より小さければ直線の左側に、大きければ右側に行きます。左右がほぼ対称になるってことです。さらに、標本数が大きければさほどばらつかないから、ズレ度合いは小さくなる（三角形の上部）。標本数が小さいと大きくばらつくから、ズレ度合いは大きくなる（三角形の下部）。すると…

S　なるほど！　0.9 より大きな研究も、0.9 より小さい研究も均等に存在する。下に行くほどズレ度合いが大きくなっていくから、全

■オッズ比の log の標準誤差

『「医療統計」わかりません!!』で、オッズ比の 95% 信頼区間を求める際に求めた数字です。オッズ比やリスク比はそのままだと正規分布に従いませんが、対数値は正規分布に従い、なおかつ標準誤差も簡単に計算できます。
オッズ比の log の標準誤差は、「イベントが起きた人数」「イベントが起きなかった人数」の逆数を各群ごとに足し合わせてルートをとって求めます。人数の逆数をとるので、標本数が多ければ標準誤差は小さく、標本数が小さければ標準誤差は大きくなります。

部の研究をプロットするとだいたい三角形になるってことですね。今回は、なんとなく右下が少ないですか？

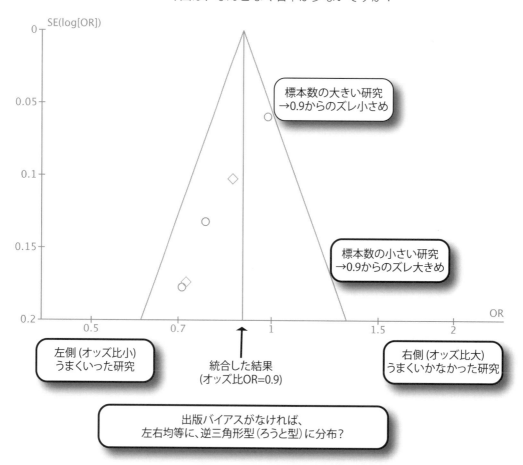

- **A** うまく読みとれましたね！ 確かに、右下、すなわち「標本数が少なくて、効き目が弱い研究」が見あたりません。ひょっとすると出版バイアスがあるかも…と考えることもできますが、ただプロットしているだけですから、出版バイアスの有無を正確に判断することはできません。

- **S** 傾向はわかっても、白黒はつけられないんですね…

- **A** さらに、図形的に出版バイアスを推測するといっても、隠されたものを見つけ出せるわけではありません。ですから、そもそも「なかったこと」にさせないための別の方法が主流になっています。

出版バイアスの図形的な評価法の限界
バイアスの有無は確定できない （とくに、研究の数が少ない場合）
公表されなかったデータ自体を 取得する方法はない

(S) もしかして、それがさっきのコードに関係する？

(A) よくわかりましたね！　その通りです。先ほどのコードは、臨床試験登録サイトのコードなんです。

(S) 臨床試験登録？

(A) 臨床試験を行う前に、試験の概要をあらかじめ第三者機関に登録しておくんです。

(S) 終わってから登録するんじゃなくて、始まる前にですか？

(A) はい、原則的には「最初の被験者が登録される前」です。

臨床試験登録
臨床試験を行う前に、 概要をあらかじめ第三者機関に登録

(S) 登録することと、出版バイアスと、どういう関係があるんでしょう？

(A) 臨床試験がうまくいかずに公開されなかった場合、そのままですと他の人からは、研究があったことすら分からなくなってしまいます。でも登録サイトがあれば、最低限試験が始まったことはわかります。臨床試験登録サイトは、基本的に PubMed などと同じく、公開されてますからね。

臨床試験登録と出版バイアスの関係	
登録なし	公表されなければどうしようもない
登録あり	試験があったこと自体は最低限わかる

S　そうか！　誰かが後でレビューしたときに、「公開されなかった臨床試験があるぞ」ってことは、最低限わかりますね。

A　必要に応じて、著者に進行状況や結果を問い合わせることもできるでしょう。
　後からの推測でなく、あらかじめ出版バイアスの芽を摘んでしまう点で、臨床試験登録制度は強力な武器になります。

S　何となく、分かってきました。…でも、みんなちゃんと登録するんでしょうか？　誰も登録しなかったら、意味がないですよね。

A　いい質問ですね。せっかくよいシステムを作っても、ちゃんと機能しなければ宝の持ち腐れですよね。そこも考えて、正直者が得するような仕組みがあるんですよ。

S　正直者が得する？

A　前の章で論文を紹介したNEJM（New England Journal of Medicine）は、臨床系のトップジャーナルの1つです。NEJM以外にも、JAMA（Journal of American Medical Association）やBMJ（British Medical Journal）、Lancetなどのトップジャーナルが集まって、International Committee of Medical Journal Editors（医学雑誌編集者国際委員会、ICMJE）を作りました。そしてICMJEが、「臨床試験を投稿するなら、必ず事前に登録すること」という声明を出したんです。

S　登録しなかったら、どうなるんでしょうか？

A　細かいルールは雑誌によって異なりますが、さきほど挙げた雑誌では、事前登録していない臨床試験は中身にかかわらず門前払い、すなわちリジェクトされてしまいますね。

■公表されなかった臨床試験の取り扱い
非常に質の高いシステマティックレビューでは、公表されなかった臨床試験についても研究代表者に直接連絡をとったうえで、メタアナリシスに組み込むこともあります。

ICMJE 声明の原則
事前登録のない臨床試験の論文は 門前払い（reject）

(S) なるほど…良い結果が出ても門前払いされてしまうなら、みんな事前に登録するでしょうね。

(A) 2016年4月現在、ICMJE の投稿ルールを適用している雑誌は 2,700 以上にのぼります。すべての雑誌が「門前払い」ルールを厳密に適用しているかは確認が難しいですが、基本的には事前登録が標準、となっていますね。

(S) さっきのコードが登録番号ってことは、その前に書いてあった ClinicalTrials.gov ってのが、登録サイトですか？

(A) その通り、世界的にもっとも有名な登録サイトです。日本の試験では、大学主導の臨床研究が多い「UMIN 臨床試験登録システム」（UMIN-CTR）や、企業主導の研究が多い「JAPIC 臨床試験情報」（JAPICCTI）、さらに日本医師会治験促進センター（JMA-CCT）あたりが、お墨付き済みの臨床試験登録サイトですね。

代表的な臨床試験登録サイト	
海外	Clinicaltrials.gov
国内	UMIN 臨床試験登録システム（UMIN-CTR）
	JAPIC 臨床試験情報（JAPICCTI）
	日本医師会治験促進センター（JMA-CCT）

■ UMIN は「大学病院医療情報ネットワーク（University hospital Medical Information Network）」、JAPIC は「日本医薬情報センター（Japan Pharmaceutical Information Center）」の略です。

第11章 臨床試験登録と利益相反

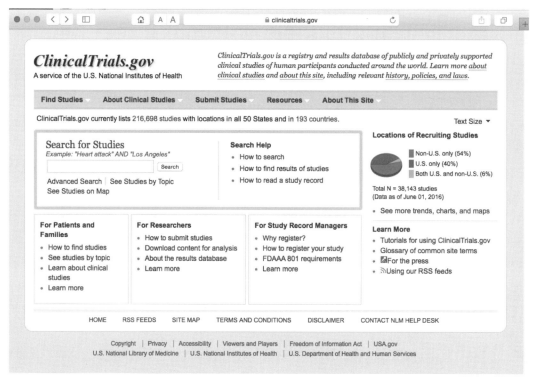

URL：https://clinicaltrials.gov/

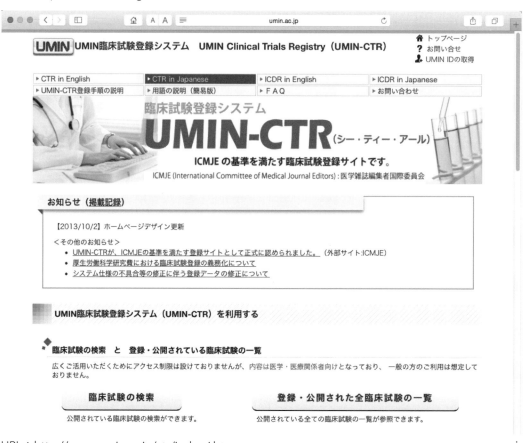

URL：http://www.umin.ac.jp/ctr/index-j.htm

S　お墨付き？

A　臨床試験登録サイトならどこでもよいわけではなくて、ICMJEが「このサイトに登録していれば、『事前登録した』と認めます」というリストを作っています。今紹介した4つのサイトは、いずれもICMJEに認められたサイトなんですね。

S　登録番号も含めて書いてあるから、抄録からも状況がわかるってことですね！

A　今の論文（SPRINT試験）の登録番号、"NCT01206062"をClinialTrials.govで検索した画面がこちらです。

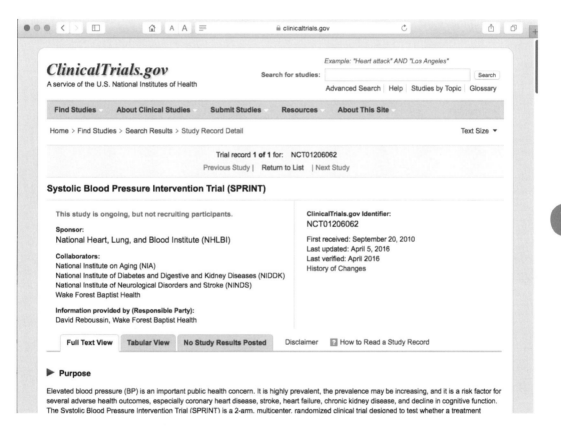

S　あ、確かに同じ臨床試験 "SPRINT" が出てきました。登録が必要なのは、臨床試験だけですか？

Ⓐ　最近は、システマティックレビューやメタアナリシスのような二次研究も、同じ理由であらかじめ登録すべきという意見が増えています。

Ⓢ　へえ！　システマティックレビューも、ClinicalTrials.gov に登録するんでしょうか？

Ⓐ　システマティックレビューには、別の登録サイトがあります。最も代表的なのは、英国ヨーク大学が運営する "PROSPERO" というサイトですね。

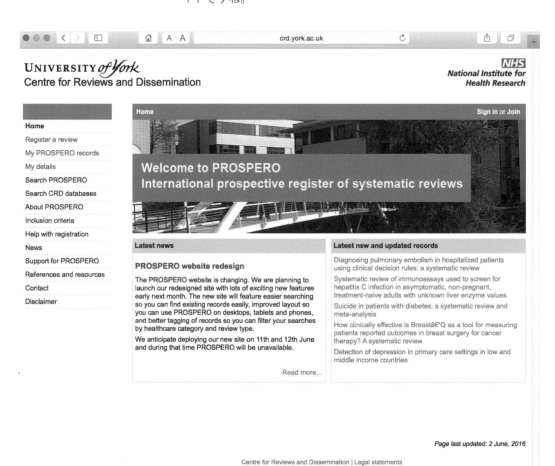

URL：http://www.crd.york.ac.uk/PROSPERO/

S こちらも、事前に登録するのが原則なんでしょうか？

A PROSPERO のルールでは、「集めてきた論文から数値を抽出する（Extract）作業が終わるまでに登録すること」となっています。臨床試験と違ってシステマティックレビューは、今のところは「登録しないと門前払い」のように登録の義務化はされていませんが、これから先ルールが厳しくなることはあっても、緩くなることは考えられません。これから研究を実施するなら、システマティックレビューでも事前登録するのが適当でしょうね。

S 読み手としては、登録してるか否かが、一つの判断基準になるってことですね！

11.2　お金の出し手は誰だろう?

A さて、（**Funded by** the National Institutes of Health; ClinicalTrials.gov number, NCT01206062）の、後半を先に片付けました。今度は、前半を見てみましょうか。

S 前半も大事なんですか？ "Funded by the National Institutes of Health" は、研究費の出所ってことですよね。この場合なら、NIH かな？

A そうですね。昔の論文ですと、資金源は特に明示されていなかったり、あるいは謝辞（Acknowledgement）で少し触れておしまいのようなものも多かったんですが、最近は抄録でも明示されるようになってきました。6 章のメタアナリシスの論文は、抄録の中に "Primary Funding Source" の項目を独立させてますね。

S なるほど。資金源が誰なのかも、やはり重要ってことでしょうか？

A 例えば、先ほどの出版バイアスのところで、ある新薬の臨床試験を行って良い結果が出なかった、効かなかったとしましょう。もし臨床試験登録などの縛りがなかったとしたら、「なかったこと」にされてしまう危険性は、公的な研究費の試験と会社の資金での試験、どちらが高いでしょうね？

S なるほど、もし何の制約もなかったとしたら、会社資金の研究の方が危ない気がします。

研究の資金源と出版バイアスの関係 (登録システムがなかったら…)	
公的な研究費	うまくいかなくても公表？
企業ファンド	うまく行かない場合は非公表の可能性高い？

A そうですね。もちろん今はきっちり登録制度で管理されていますから、会社主導だからといって危険性が増すと一概には言えません。ただ、同じテーマの臨床試験で、資金源によって結果が有意に異なるという報告もいくつか出ています。

S 企業が資金源の研究のほうが、良い結果が出やすいってことですかね？

A はい。もちろん、「良い結果が出そうだから企業が積極的にお金を出した」という逆方向の因果もありますから、研究結果がゆがめられてると即断はできませんけれどね。

S うーん、じゃあ企業が資金源の研究は、どう評価すればいいんでしょう？

A ときどき誤解もありますが、「企業が資金源だから、全く信用できない」「企業が資金源だけど、そんなの関係ない」「企業が資金源だから、ちょっと気を付けて読もうかな」…どんな人がいたっていいんです。正解はありません。

S え!?

A 大事なのは、「企業が資金源である」ことをちゃんと公表することです。公表することを必須にした上で、その事実をどう解釈するかは、読み手に委ねるんです。

企業が資金源の研究は…	
全く信用できない？	正解なし！
そんなの関係ない？	
ちょっと気を付ける？	
大事なことは資金源の公表 公表された事実の解釈は、読み手の自由	

S なるほど。ある人は絶対ダメ！ って思うかもしれないし、別の人は何も気にしないし、また別の人はちょっと注意する。人によって対応がちがうのは、構わないってことですね。

A そうですね。ただ、そもそも資金源が隠されてしまったら、判断の基礎が崩れてしまうので、「明示すること」を条件に課すんですね。

S 事実を示して、判断は読み手次第ってことですよね。

A 同じことは、ときどき話題になる**利益相反**（Conflict of Interest, COI）でも言えます。

S 利益相反？

A 利益相反という言葉は、「利害関係がありうる企業との関わり」を指します。

S どんな関わりでしょう？

A 典型的なものは、研究者が会社から資金提供を受けて、臨床試験を実施する場合ですね。お金をもらっていなくても、論文を書く際に解析その他のサポートを受けた場合も、利益相反にあてはまりますよ。あるいは論文の著者がその製品のメーカーの社員だった場合、研究者が会社の株を持っている場合…さまざまな例があります。

S なるほど…でも例えば、くすりの治験って、当然製薬会社がお金出して実施しますよね。利益相反があっちゃいけないなら、治験の論文なんて出せなくなっちゃいませんか？

■資金源と利益相反
「利益相反＝研究対象の介入に利害関係のある者（会社など）から資金提供を受けること」と理解されることも多いですが、ここで紹介しているとおり、資金提供以外のサポートでも「利益相反あり」と捉えることが一般的になっています。

A　「同じことは…」ってお話ししたのは、そこが理由です。

S　??

A　利益相反も資金源も、基本的なルールは同じなんですね。利益相反の存在とか、会社資金源の研究を一切否定するわけではありません。ただ、どんな利益相反があるのか、誰が資金源かを、はっきり分かる形で公表・開示すべきというのが、ルールです。

S　そうか、隠されちゃったら判断のしようがないけど、ちゃんと書いてあればそれをもとに評価ができる。利益相反のある論文を門前払いするか、他と同等に扱うか、ちょっと用心して読むかは、読み手に任せるってことですね。

	資金源や利益相反（COI）に関する原則
×	企業資金源の研究・利益相反ありの研究は門前払い
○	資金源と利益相反を正しく公開 解釈は読み手に委ねる
	大事なことは資金源・利益相反の公表 公表された事実の解釈は、読み手の自由

A　そうですね。さきほどの ICMJE は、利益相反の公表に関する統一フォーマットを用意しています。最近は学会発表などでも、ポスターやスライドに利益相反の有無を記載させる学会が増えてきました。資金源も利益相反も、変に隠して後で大問題になるよりも、あらかじめ公表することですね。

S　わかりました！

11.3　おわりに

A 　今回は、臨床試験登録や資金提供、利益相反など比較的「新しい」話題にスポットをあてて、研究を読むときのチェックポイントを紹介しました。

S 　出版バイアスを避けるために、臨床試験は実施する前に登録する。それから、資金提供状況や利益相反の状態を明らかにする。解釈は、読み手しだい…ってことですね。

A 　そうですね。最後の章では、その他のチェックポイントを含めた、臨床試験やシステマティック・レビューのチェックリストを紹介しましょう。

S 　よろしくおねがいします！

第12章 論文のチェックリスト

12.0 はじめに

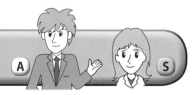

S　おはようございます！

A　おはようございます。これが、最後の章ですよ！

S　前の章では、読むときのチェックポイントとして臨床試験登録と、利益相反の話が出てきました。

A　臨床試験登録は、「うまく行かなかった研究はなかったことにする」出版バイアスを避けるため。研究の資金源や利益相反の開示は、読み手が判断できるような、正しい情報を提供するためでした。

S　利益相反が全部ダメなわけじゃなくて、公表することが大事で、解釈は読み手に委ねるってことでしたね。

資金源や利益相反（COI）に関する原則	
×	企業資金源の研究・利益相反ありの研究は門前払い
○	資金源と利益相反を正しく公開 解釈は読み手に委ねる

大事なことは資金源・利益相反の公表
公表された事実の解釈は、読み手の自由

A　そうですね。この章では、その他の注意すべき点も含めた、さまざまな「チェックリスト」を紹介していきましょう。

S　よろしくおねがいします！

12.1　読み手と書き手のチェックリスト

(S)　研究のチェックリストは、一つだけでしょうか？

(A)　全部の研究で同じチェックリストを使えれば楽なんですが、やはり研究のデザインによって、見るべきポイントは変わってきます。

(S)　見るべきポイントが変わる？

(A)　例えばシステマティックレビューやメタアナリシスの論文を読むときなら、レビューに組み込む論文をどのように取捨選択をしたかは重要なポイントですよね。ですが、RCTの論文なら、そもそも「取捨選択」のプロセスがありません。

(S)　もともと一つの研究ですもんね…

(A)　RCTの論文ならば、介入群と対象群の割付がしっかりランダムになされているかとか、ブラインド化がなされているかどうかなどがポイントになるでしょう。でも、コホート研究などの観察研究ならば、そもそも割付がありませんよね。

(S)　なるほど、確かに注意すべきポイントはいろいろ変わってきそうですね。

論文で注意すべきポイント

研究デザインによって変わる！

(A)　ですから、研究デザインごとに、書き方・読み方のルールブック（チェックリスト）が提案されています。観察研究だと **STROBE**、RCTならば **CONSORT**、システマティックレビューやメタアナリシスならば **PRISMA** と呼ばれます。

研究デザイン	チェックリスト (報告様式)
観察研究	STROBE
RCT	CONSORT
システマティックレビュー メタアナリシス	PRISMA (旧：QUOROM)

S 読み方だけでなくて、書き方も、なんですね？

A はい。むしろ書き方のルールの方が、本来の使われ方といえます。

S 本来の使われ方？

A もともとこれらのルールは、研究結果を報告する際に、「どんな情報を最低限盛り込むべきか？」の指針として作られたんですね。

S 報告する際ってことは、論文を書くときですよね。

A そうですね。ですから、論文の投稿規定に、これらのルールブックにのっとった形で記載することを含めている雑誌も多いです。

論文の「チェックリスト」の本来の機能	
もともとの機能	研究報告（書き手）の ガイドライン
派生した機能	論文の読み手が 注意すべきポイント

S 書き手のルールが、そのまま読み手にも使えるってことでしょうか？

A 基本的には、「研究の報告者＝論文の書き手が、大事なことを漏らさずに報告する」ことを意図して作られたルールです。なので、読み手が論文に書いてある大事なことを漏らさず読み取る、あるいは漏らさずに書かれているかをチェックする際にも、十分に役に立ちますよ。

チェックリスト、書き手と読み手	
書き手にとって…	重要なことを漏らさずに「記載・報告」
読み手にとって…	重要なことを漏らさずに「読み取る」
	重要なことが漏れていないか「チェック」

S なるほど、漏らさず書いて、漏らさずチェック…ですね。じゃあ、チェックリストに書いてあることは、全部満たしていないとダメですか？

A 全部満たすのが原則です！　…と言いたいところですが、実際には一流の雑誌に載っている論文でも、チェックリストの全ての項目を満たしていることはそう多くないです。

S え!?

A 後で紹介しますが、どのチェックリストも「重要な項目」と言いつつもかなり細かい項目を設定しています。投稿論文の本文の長さや図表の数を制限している雑誌も多いので、著者がチェックリストを守ろうとしても、記載しきれないこともあります。

S 難しいですね…

A さらに、これらのルールブックは一度できたらずっとそのままではなく、随時改訂されます。例えばRCTを報告するときのCONSORTに、前回お話しした臨床試験登録や資金源の開示の項目が加えられたのは最新版（2010年版）からです。

S 少し古い論文なら、書くときに参考にしたチェックリストに項目がないことも、あり得るってことですね。

A そうですね。あくまでチェックリストは読むときの「目安」であって、全部満たしていなければ全くダメ！　のように使うべきではありません。もちろん、多くの項目を満たしているほうがよいことは、当然ですが…

S あくまで読むときの目安、ですね。わかりました！

	チェックリストの項目は…
×	全部満たされていなければダメ
○	あくまで読む際の「目安」 （もちろん、満たされている項目が多い方がベター）

12.2　CONSORT 声明──RCT のチェックリスト──

A　では、RCT のチェックリスト "CONSORT" について、中身を少し紹介しましょう。

CONSORT 声明（CONSORT statement）
RCT（ランダム化比較試験）のチェックリスト

S　CONSORT は、何かの略称ですか？

A　はい。CONSORT は "Consolidated Standards of Reporting Trials"、日本語では「臨床試験報告に関する統合基準」です。もっとも、正式名称や日本語名で呼ばれることはまずなくて、通常は "CONSORT" あるいは "CONSORT 声明" とそのまま呼ばれます。声明は、"Statement" の日本語訳ですね。

S　じゃあ、CONSORT のままでいいんですね！

A　そうですね。CONSORT の初版は 1996 年に出て、その後 2001 年・2010 年と 2 回改訂版が出ています。改訂されるごとに、少しずつ項目が追加されて、最新の 2010 年版では 25 項目になっています。

S　25 項目？　ずいぶん盛りだくさんですね。どんな項目があるんでしょう？

A　この本は英語論文のナナメ読みが目的ですが、チェックリストも英語だとちょっと疲れてしまうので、日本語訳を紹介しましょう。こちらが、日本語訳されたチェックリストです。

表 ランダム化比較試験を報告する際に含まれるべき情報のCONSORT 2010チェックリスト
CONSORT 2010 checklist of information to include when reporting a randomized trial

章/トピック (Section/Topic)	項目番号 (Item No)	チェックリスト項目 (Checklist Item)	報告頁 (Reported on page No)
タイトル・抄録 (Title and Abstract)			
	1a	タイトルにランダム化比較試験であることを記載。	
	1b	試験デザイン(trial design)、方法(method)、結果(result)、結論(conclusion)の構造化抄録(詳細は「雑誌および会議録でのランダム化試験の抄録に対するCONSORT声明」[21,31]を参照)。	
はじめに(Introduction)			
背景・目的 (Background and Objective)	2a	科学的背景と論拠(rationale)の説明。	
	2b	特定の目的または仮説(hypothesis)。	
方法(Method)			
試験デザイン(Trial Design)	3a	試験デザインの記述(並行群間、要因分析など)、割付け比を含む。	
	3b	試験開始後の方法上の重要な変更(適格基準 eligibility criteria など)とその理由。	
参加者(Participant)	4a	参加者の適格基準(eligibility criteria)。	
	4b	データが収集されたセッティング(setting)と場所。	
介入(Intervention)	5	再現可能となるような詳細な各群の介入。実際にいつどのように実施されたかを含む。	
アウトカム(Outcome)	6a	事前に特定され明確に定義された主要・副次的アウトカム評価項目。いつどのように評価されたかを含む。	
	6b	試験開始後のアウトカムの変更とその理由。	
症例数(Sample size)	7a	どのように目標症例数が決められたか。	
	7b	あてはまる場合には、中間解析と中止基準の説明。	
ランダム化(Randomization)			
順番の作成 (Sequence generation)	8a	割振り(allocation)順番を作成(generate)した方法。	
	8b	割振りのタイプ:制限の詳細(ブロック化、ブロックサイズなど)。	
割振りの隠蔵機構 (Allocation concealment mechanism)	9	ランダム割振り順番の実施に用いられた機構(番号付き容器など)、各群の割付けが終了するまで割振り順番が隠蔵されていたかどうかの記述。	
実施(Implementation)	10	誰が割振り順番を作成したか、誰が参加者を組入れ(enrollment)たか、誰が参加者を各群に割付けた(assign)か。	
ブラインディング(Blinding)	11a	ブラインド化されていた場合、介入に割付け後、誰がどのようにブラインドかされていたか(参加者、介入実施者、アウトカムの評価者など)。	
	11b	関連する場合、介入の類似性の記述。	
統計学的手法 (Statistical method)	12a	主要・副次的アウトカムの群間比較に用いられた統計学的手法。	
	12b	サブグループ解析や調整解析のような追加的解析の手法。	
結果(Results)			
参加者の流れ (Participant flow) (フローチャートを強く推奨)	13a	各群について、ランダム割付けされた人数、意図された治療を受けた人数、主要アウトカムの解析に用いられた人数の記述。	
	13b	各群について、追跡不能例とランダム化後の除外例を理由とともに記述。	
募集(Recruitment)	14a	参加者の募集期間と追跡期間を特定する日付。	
	14b	試験が終了または中止した理由。	
ベースライン・データ (Baseline data)	15	各群のベースラインにおける人口統計学的(demographic)、臨床的な特性を示す表。	
解析された人数 (Number analyzed)	16	各群について、各解析における参加者数(分母)、解析が元の割付け群によるものであるか。	
アウトカムと推定 (Outcome and estimation)	17a	主要・副次的アウトカムのそれぞれについて、各群の結果、介入のエフェクト・サイズの推定とその精度(95%信頼区間など)。	
	17b	2項アウトカムについては、絶対エフェクト・サイズと相対エフェクト・サイズの両方を記載することが推奨される。	
補助的解析 (Ancillary analysis)	18	サブグループ解析や調整解析を含む、実施した他の解析の結果。事前に特定された解析と探索的解析を区別する。	
害(Harm)	19	各群のすべての重要な害(harm)または意図しない効果(詳細は「ランダム化試験における害のよりよい報告:CONSORT声明の拡張」[28]を参照)。	
考察(Discussion)			
限界(Limitation)	20	試験の限界、可能性のあるバイアスや精度低下の原因、関連する場合は解析の多重性の原因を記載。	
一般化可能(Generalisability)	21	試験結果の一般化可能性(外的妥当性、適用性)。	
解釈(Interpretation)	22	結果の解釈、有益性と有害性のバランス、他の関連するエビデンス。	
その他の情報 (Other information)			
登録(Registration)	23	登録番号と試験登録名。	
プロトコール(Protocol)	24	可能であれば、完全なプロトコールの入手方法。	
資金提供者(Funding)	25	資金提供者と他の支援者(薬剤の供給者など)、資金提供者の役割。	

津谷喜一郎、元雄良治、中山健夫訳。CONSORT 2010声明 ランダム化並行群間比較試験報告のための最新版ガイドライン。薬理と治療 2010; 38 (11); 939-47 より許可を得て転載。

CONSORT声明の日本語訳および解説は、
http://www.lifescience.co.jp/yk/jpt_online/consort.html
からダウンロードできます。

S 「タイトルと抄録」もあるんだ！　なかなか細かいですね。「タイトルと抄録」で2項目、「はじめに」で2項目、「方法」で17項目、「結果」で10項目、「考察」で3項目、「その他の情報」で3項目…1aと1bみたいな細項目を入れると、37項目もありますよ。

A どの項目ももちろん重要なんですが、限られた文字数の中で全ての項目をきっちり盛り込んでいる論文は、それほど多くないことも現実ですね。中身は、どうでしょうか？

S 「1a：タイトルにランダム化比較試験であることを記載」とか、すぐに分かる項目もありますが、あまり聞かないことばもあるかも…9番の「割振りの隠蔵機構」って何でしょう？

A 8番から10番の「ランダム化（randomization）」の詳細は、論文に十分に書かれていないことも多いですよ。今の質問にあった「隠蔵（concealment）」は、「介入群と対称群どちらの群に割り付けるかの指示表が、最後まできちんと管理されていたか？」を表します。

RCTのランダム化での隠蔵（concealment）

介入群・対照群の割り付ける順序を決めた
指示表をきちんと管理しているか？

盲検化・ブラインド化（介入・対照のどちらかわからない）
とは異なる概念

S えーと、よくわかりません…

A 例えば、ある施設に関して「1番目の人はプラセボ、2番目の人は実薬、3番実薬、4番プラセボ…」とグループ分けの順番を決めたものが「指示表」です。

S なるほど。「きちんと管理」っていうのは？

A 施設の医師にあらかじめ指示表を渡してしまいますと、例えば1番目に重症の患者が来た際に「この人は症状が重いから、実薬で治療しよう。2番目の人が実薬の予定だから、2番目にプラセボを使えば、帳尻は合うだろう…」のようなことが起こる可能性も捨てきれません。

S 重症な人にばかり実薬が行くと、バイアスが生じる？

A その通り！　このような事態を防ぐために、割付の指示表を中央で一括管理しておいて、基準を満たす患者さんが来てから一人一人どちらの薬を出すか指示する…ような方法がとられます。これが、「隠蔵」なんですね。

S いろんなことを考えないといけないんですね…

A バイアスをできるだけ最小化するために、さまざまな努力が必要なんです。ただ、通常の論文で「どのように割付表を作ったか」「隠蔵をどのように保ったか」「誰に対してブラインド化したか」などが詳細に書かれていることはあまりなくて、"randomly assigned（ランダムに割り付けた）" とか、"This study was double-blinded, randomized, placebo-controlled trial（二重盲検プラセボ対照ランダム化比較試験である）," のようにあっさりまとめられていることも少なくありません。

S なるほど…頻繁に出てこないなら、隠蔵ってことばを知らなくても、そんなに落ち込まなくても良さそうですね。

A うーん…そうかもしれません。繰り返しますが、あくまでチェックリストは目安なので、ランダム化の詳細のような細かな点まで全部満たすことは必須ではありません。ただ、例えば6a「事前に特定され明確に定義された主要・副次的アウトカム評価項目」や17b「2項アウトカムについては、絶対エフェクト・サイズと相対エフェクト・サイズの両方を記載」なんかは、今までもお話ししてきた重要な項目ですよね。

■重症の人が実薬・軽症の人がプラセボで治療されると、「実薬の人はもともと重症だったために治りにくい・プラセボの人はもともと軽症だったために治りやすい」となる可能性が高くなります。すると、薬の治療効果は本来よりも小さく見積もられてしまいます。

6a　事前に特定され明確に定義された主要・副次的アウトカム評価項目。いつどのように評価されたかを含む。

17b　2項アウトカムについては、絶対エフェクト・サイズと相対エフェクト・サイズの両方を記載することが推奨される。

S なんとなく分かりますが、どういう意味ですか？

(A) 6aを言い換えると、「さまざまなアウトカムを測るときに、何をプライマリにして、何をセカンダリとするかは、あらかじめはっきり決めなさい」。さらに言い換えれば、「どのアウトカムを一番重視するかは、研究開始前に決めなさい」ってことですよね。

(S) あ、前から言われてたことだ！

(A) 思い出せましたか？ 17bは、「あるなしデータでアウトカムを測る時には、二群の相対値（相対リスク減少 RRR など）だけでなくて、絶対値（絶対リスク減少 ARR など）もあわせて提示しなさい」です。

(S) 相対リスクや相対リスク減少だと「50% 発症が 40% 発症に減少」も「0.005% 発症が 0.004% 発症に減少」も同じ「20% 減少」になってしまうけど、絶対リスク減少なら値が変わるから、臨床的な価値を正しく捉えられる…ってことでしたよね？ 確かに、いろいろ大事なことが CONSORT 声明に入っていそうです。

(A) 「大事なことが CONSORT 声明にも入っている」というよりは、「CONSORT 声明に含まれているようなとても大事な概念を、これまでの本でお話ししてきた」なので、本来は因果の方向がおかしいのですが…いずれにせよ、ナナメ読みが終わった後に CONSORT に従って読んでいくと、論文の長所や短所を正しく把握できます。論文を深く理解するためには、欠かせない道具ですね。

(S) RCT のナナメ読みなら PECO と図表、深く読むなら CONSORT、ですね！

(A) そうですね。CONSORT には先ほどのチェックリストに加えて、患者の組み込みから各群への割付・追跡・解析までの流れをまとめたフローチャートのモデルもあります。

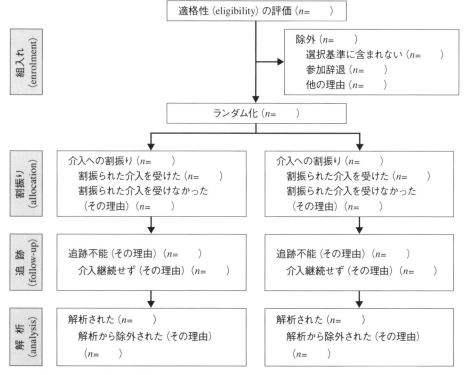

図 2群間並行ランダム化比較試験の各段階の過程を示すフローチャート（組入れ，介入への割振り，追跡，データ解析）
Flow diagram of the progress through the phases of a parallel randomized trial of two groups (that is, enrolment, intervention allocation, follow-up, and data analysis)

津谷喜一郎、元雄良治、中山健夫訳。CONSORT 2010 声明 ランダム化並行群間比較試験報告のための最新版ガイドライン。薬理と治療 2010; 38 (11); 939-47 より許可を得て転載。

CONSORT 声明の日本語訳および解説は、
http://www.lifescience.co.jp/yk/jpt_online/consort.html
からダウンロードできます。

(S) あ、今まで読んできた論文のフローチャートとよく似てますね！

(A) 同じ書式でまとめられていれば、複数の論文を読み比べるときなど、とても助けになります。フローチャートの有無で伝わりやすさは大きく変わるので、CONSORT の「結果─参加者の流れ」（13a）のところでも、フローチャートを使うことが「強く推奨」されていますよ。

(S) だからナナメ読みのときも、フローチャートに注目していたんですね。

12.3 その他のチェックリスト？

(A) 最初お話ししたように、研究デザインが変われば、チェックリストも変わります。

(S) 観察研究とか、システマティックレビューとかですね？

(A) そうですね。観察研究のチェックリストとしては、2007年に出たSTROBE声明があります。システマティックレビューやメタアナリシスには、かつてはQUOROM声明がありましたが、2009年にPRISMA声明が新たに発表されて、現在はPRISMA声明が一般的です。

(S) CONSORTとは、どう違うんでしょう？

(A) 例えば「**タイトルの中に研究デザインを明示する**」とか、「**研究の科学的背景を説明する**」「**研究結果の一般化可能性（試験で明らかになったことは、実臨床にそのままあてはまるか？）を議論する**」とか、「研究の資金源を明示する」などの項目は、どの声明にも含まれています。

(S) 確かに、どんな研究でも注意すべきポイントですよね。違う点は、何かありますか？

(A) 観察研究を対象にしているSTROBE声明ですと、「どのように症例（case）と対照（control）を定義したか（症例対照研究）」「曝露（Exposure）要因として、どのようなものを考慮したか」「結果を記述する際に、交絡因子を調整した数字を示したか」などの項目があります。

(S) なるほど、いろいろな因子をいっぺんに考慮することもあるから、要因をちゃんとリストアップするのは大事ですね。

(A) 介入研究であれば「何と何を比べているのか」はそれほど迷うこともないですが、観察研究の場合は見えづらくなることも多いです。解析の際も他の要因の影響が介入研究よりも大きくなりがちなので、調整した数字を出すのはある意味必須とも言えます。

観察研究のチェックリスト（STROBE 声明）に特徴的な項目
どのように症例（case）や対照（control）を設定したか？（症例対照研究のみ）
曝露要因として、何を考慮したか？
結果を示す際に、交絡因子で調整した値を示しているか？

(S) じゃあ、PRISMA 声明は？

(A) やはり、複数の研究を集めてくる（システマティックレビュー）か、集めてきた結果をさらに統合する（メタアナリシス）ことがメインですから、この過程を適切に述べることが重視されています。

(S) どんなことでしょう？

(A) ちょうど RCT における「参加者の基準」に相当しますが、「どのような研究を集めてきたか（適格基準）」「集めて来た研究から、どのようにデータを抽出したか」「研究結果をどうやって統合したか」「各研究と研究全体に、どのようなバイアスの可能性があるか」などは、PRISMA 声明に特有かもしれませんね。

(S) 一つの研究なら、参加した人をどう選んだかを示す。いくつかの研究をひとまとめにするなら、「研究」自体をどう選んで、どうまとめたかを示すってことですね？

システマティックレビューやメタアナリシスのチェックリスト（PRISMA 声明）に特徴的な項目
どのような研究を集めてきたか？（適格基準・組み入れ基準）
集めてきた研究から、どのようにデータを抽出したか？
研究結果をどのように統合したか？（メタアナリシスの場合）

> **A** そうですね。メタアナリシスの論文を読んだときにも、フローチャートがあったのを、覚えていますか？

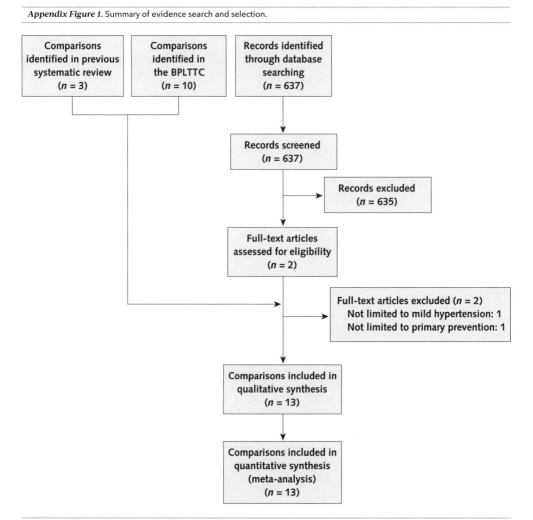

Appendix Figure 1. Summary of evidence search and selection.

BPLTTC = Blood Pressure Lowering Treatment Trialists' Collaboration.

> **S** あ、最初何件の論文がヒットして、タイトルと抄録をチェックした段階で何件落ちて、結果的に何件の論文からデータを抽出して…ってやつですよね。

> **A** よく思い出せました！ だいたい予想がつくと思いますが、PRISMA声明でも、「研究の選択過程はフローチャートをつかってまとめるべし」とされています。

> **S** CONSORTでも、PRISMAでも、「フローチャートを使ってまとめなさい」って指示があるってことは、読み手としてはフローチャートがもしあれば、それをちゃんと読めば概要がつかめるよってこと

ですよね？

(A) そうですね。ある意味この本で紹介したようなナナメ読みができるのも、こうしたチェックリストのおかげかもしれませんね！

12.4　おわりに

(A) 最後の章では、論文をより深く読むときのチェックリストを紹介しました。

(S) ナナメ読みのときは、PECOと図表で。役立ちそうな論文をより深く読もうと思ったら、観察研究ならSTROBE、RCTならCONSORT、メタアナリシスならPRISMAでってことですね！

(A) よくできました！　全部の論文を読み込んでいたら、とても時間が足りません。ナナメ読みとじっくり読み、うまく使い分けられるとよいですね。

(S) 今まで論文がたくさんありすぎて目が回ったけど、今回の方法で、じっくり読むべき論文を絞れそうです！

(A) ぜひ、実践してみましょう。お話ししている間にも、どんどん論文が増えていきますからね。

(S) ありがとうございます！

索 引

●欧　字

ARR	8
Clinicaltrials.gov	165
CONSORT	175
CONSORT 声明	178
Cox 比例ハザードモデル	150
Funnel Plot	160
heterogeneity	77
I2 乗値	86
ICMJE	164
intention-to-treat analysis	39
ITT 解析	40, 141
JAPICCTI	165
JMA-CCT	165
morbidity	126
mortality	126
per-protocol analysis	39
PRISMA	175
PRISMA 声明	185
PROSPERO	168
Risk of Bias	70
RRR	8, 42
STROBE	175
STROBE 声明	184
UMIN-CTR	165

●ア　行

異質性	77, 86
隠蔵	180
後向き研究	89
打ち切り	145
オッズ比	134

●カ　行

介入	4
介入研究	94
観察研究	94
共変量	100
交絡因子	110
固定効果モデル	118
コンポジットアウトカム	23

●サ　行

システマティックレビュー	58
重回帰	90
出版バイアス	158
真のアウトカム	11, 21, 22, 130
セカンダリアウトカム	21
セカンダリエンドポイント	21
絶対リスク	7
絶対リスク減少	8
相対リスク	7, 41
相対リスク減少	8, 42

●タ　行

代理のアウトカム	11, 21, 22

●ハ　行

背景因子	111
曝露	4

ハザード	149
ハザード比	27, 134
フォレストプロット	82, 153
複合アウトカム	23
プライマリアウトカム	21
プライマリエンドポイント	20, 21
フローチャート	46, 80, 141
変量効果モデル	118

● マ 行

前向き研究	89
メタアナリシス	59

● ラ 行

利益相反	171
リスク比	41, 134
臨床試験登録	163
ロジスティック回帰	90

五十嵐 中（いがらし・あたる）

1979 年東京都生まれ。
2002 年 3 月東京大学薬学部卒業。
2008 年 3 月東京大学大学院薬学系研究科博士後期課程修了。
2008 年 4 月より、同大学院特任助教に着任。
2015 年 10 月より、同大学院特任准教授（現職）。

2010 年 7 月より、一般社団法人 医療経済評価総合研究所 代表。

専門は医療統計学・医療経済学・薬剤経済学。
ふだんの研究テーマは、「くすりの費用対効果」。
統計・医療制度・薬事制度・医療経済などなど、どこの大学で何の講義をしても、
「予備校みたいですね」と評価（？）される。

佐條 麻里（さじょう・まり）

1985 年東京都生まれ。
2008 年 3 月東京理科大学薬学部卒業。
2013 年 3 月東京大学大学院薬学系研究科博士後期課程修了。
2013 年 4 月より、マウントサイナイ医科大学博士研究員（現職）。
脳の発達の臨界期について、マウスを使って研究中。

装幀　岡 孝治

わかってきたかも「医療統計」…だけど論文読めません!!

2016 年 7 月 25 日　第 1 刷発行
2018 年 11 月 10 日　第 2 刷発行

著　者　五十嵐 中・佐條 麻里
発行所　東京図書株式会社
〒 102-0072　東京都千代田区飯田橋 3-11-19
振替 00140-4-13803　電話 03 (3288) 9461
URL　http://www.tokyo-tosho.co.jp/

Ⓒ IGARASHI Ataru & SAJO Mari　2016 Printed in Japan
ISBN 978-4-489-02243-2